日本中で引っぱりだこの内科の名医が教える
ストレス知らずの疲れない身体のつくり方

「胃」を整えると自然と「不安」が消えていく

医学博士／国際医療福祉大学教授
一石英一郎

ACHIEVEMENT PUBLISHING

はじめに

胃は食べものが最初に入ってくる重要な臓器です。胃から食べものを消化・吸収し、栄養素を循環させてエネルギーにしていくためのスイッチが入ることがわかっています。

メンタルと言うと、脳の問題だと捉えがちですが、そもそも原始の生物であるクラゲやイソギンチャクは脳をもっていません。生物は食物を消化・吸収し、排泄するために神経が発達し、進化してきたのです。そのため、「ファーストブレイン（第一の脳）」は胃で、脳は「セカンドブレイン（第二の脳）」と呼んでいる研究者もいます。

脳腸相関という言葉は一般化しましたが、胃のケアをすることで脳（メンタル）にもよい影響をおよぼします。消化器内科医として2万人を診療してきたなかで、胃とメンタルの密接な関係性に気がつきました。

築地本願寺で「幸せ」について講演したところ、好評で何度もリピートをいただきました。消化器内科医が幸せを語るとはどういうことかと思われるかもしれませんが、胃から出るグレリンというホルモンはまさに幸せホルモンと言える効果が明らかになってきており、アンチエイジングやメンタル疾患の分野でも研究が進んでいます。

わたしも胃が弱く、小さいころから食が細くて、両親から何をつくったらいいのか心配されるほどでした。中学校2年生では受験のプレッシャーからか、ご飯を食べられない。食べないから栄養不足で頭も働かない。胃に異常があると心配した両親にバリウム検査を受けさせられたほどでした。

今では食べることが大好きで、メンタルも安定して、別人のように変わりましたが、もともと胃が強くないので、本書にある方法を意識して生活に取り込んでいます。

わたしは予防医学の観点から、日本ではじめて遺伝子栄養学を提唱し、日本人の遺伝子を解析しながら健康につながるアドバイスを提言しています。

本書は単なる消化器内科医の臨床現場からの視点だけではなく、遺伝子栄養学の観点からも胃にやさしい食事で遺伝子から健康になる方法をまとめています。

目次

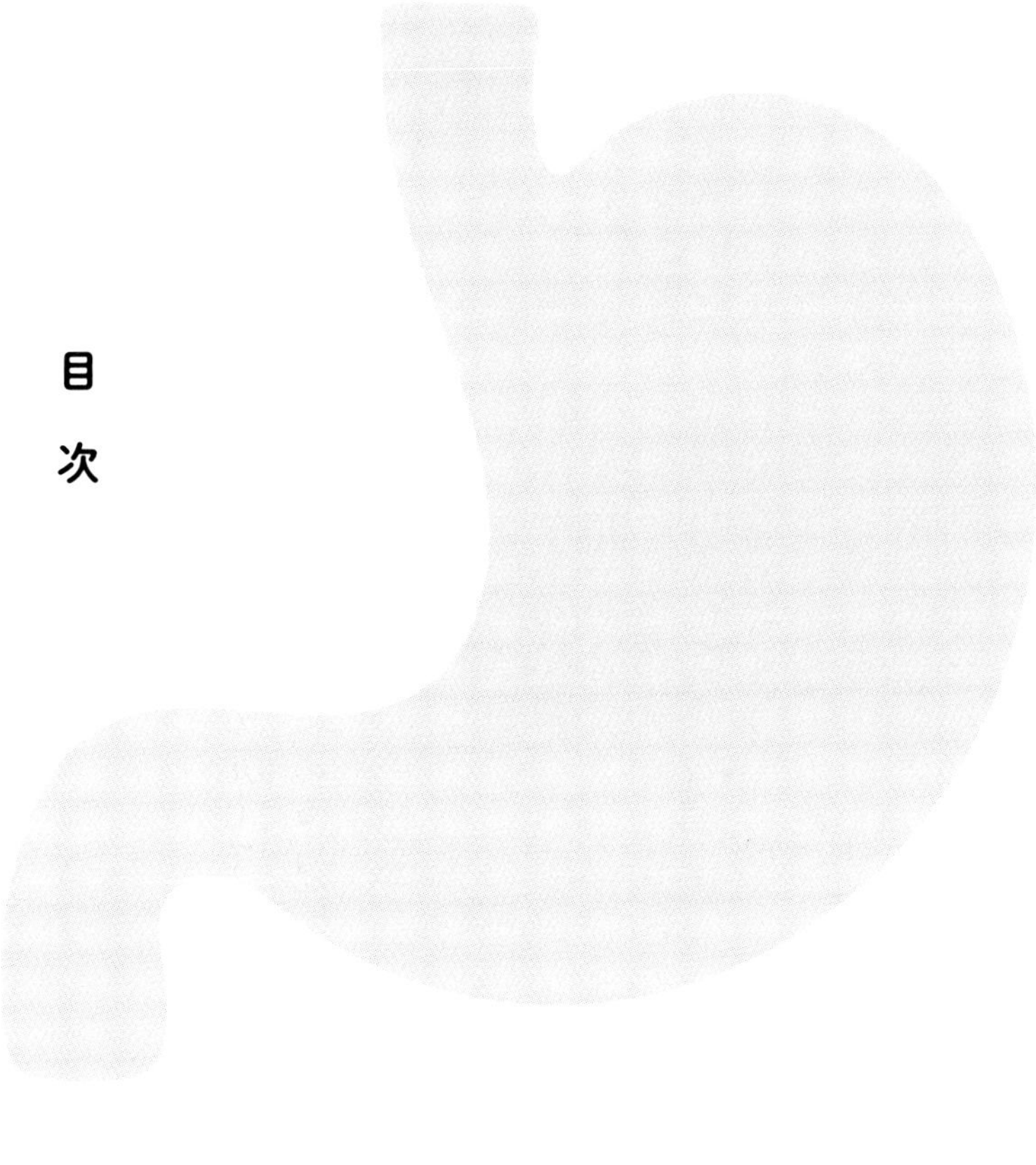

第3章 最高の胃をつくる6つの食事ルール

第4章 胃にやさしい食材でメンタルを強くする

第5章 メンタルを整えるスープレシピ

第6章 生涯健康な胃を保つための処方箋

第1章

心が疲れるのは胃の不調のせい!?

胃の調子が心の調子を左右する

古くから胃に関することわざや言い回しは世界中にあります。興味深いのはどれも胃という臓器を心のように捉えていることです。

・胃袋をつかむ（胃に食べものが落ちる。すなわち、心をつかむ）

・腑に落ちる（胃腸の腑に落ちる。すなわち、心が納得する）

日本人にもなじみ深く、日常的に使われる言葉です。

・胃に穴があく（心や神経をすり減らす）

これもよく知られています。後述しますが、ほんとうに胃に穴があいてしまった患者さんを経過観察した論文があります。

・飲灰洗胃《いんかいせんい》（約1500年前の南史のことわざ、胃を灰できれいに洗うことでクリアになる。すなわち、心の底より悔い改める）

灰はアラビア語ではアルカリを示します。食べものに灰をかけると酸化が収まって腐りにくくなります。毒性のある山菜には、灰をかけて毒を中和させるといったことが日本でもされていたそうです。

中国でも酸性の胃酸をアルカリ性の灰で中和して、胃の調子を整えるという発想が生まれたのでしょう。灰を飲むというのは信じられないかもしれませんが、現代でもおこげを食べたり、デトックス目的で灰を加工した粉末を調味料（竹炭パウダーなど）として使う人もいます。

腎臓は老廃物を除去するフィルターの役目を果たしますが、その濾過機能を助けるために活性炭が使われることもあります。

・腹がやれば胃は我慢（bụng làm dạ chịu）（ベトナムのことわざ、自分に罪があれば、我慢して責任を取らなくてはならない）

これも胃を心に置き換えています。どうやら世界共通で胃を単なる消化器官としてだけでなく、心として捉えているようです。

一体なぜ胃が心を表すようになったのでしょうか？

今から約5億年以上前、私たちの先祖は〝胃腸だけ〟でした。これは腔腸《こうちょう》動物と呼ばれ、クラゲやイソギンチャクの仲間にあたります。イソギンチャクを見てください。食べものを胃袋のような大きな袋に取り込んでモグモグと袋の中で消化・吸収をおこない、残りは全部排泄します。遥か昔は生きるのに胃の周りに神経があるだけで十分だったのです。

ところが、その後、カンブリア爆発が起きて生命体が一気に多様化しました。周りに危険がないかを見たり、遠くの獲物まで見通せるように目のてっぺんのあたりが膨らんできて脳につながっていきます。だから、人類の脳も約7割は目に関する神経です。

それだけではなく、外敵から逃げたり、獲物を追って移動する働きが必要になって、手足もできました。

恐竜が地球上を支配していた時代、我々哺乳類は食物連鎖の下位に位置していました。恐竜が寝ている夜間でも活動できるように、視覚よりも聴覚や嗅覚が進化しました。その名残で犬や猫は色覚の遺伝子が壊れているので、世界がほとんどモノクロに見えています。反対に鳥は日中でも活動できていたので、色を認識できます。

ただ、人類はいつしか昼間に行動するようになって色覚の遺伝子が復活しました。長い進化の過程では、遺伝子の復活も起こりえるのです。

目が進化して、手足を使うようになると、それらを動かす神経が必要になります。最初は胃腸だけの指令でよかった神経系もパソコンで言うと〝キャパオーバー〟になってしまいました。

しかし、容量一杯で動作が鈍ったりフリーズしてしまうと生命の危険につながります。そこで多細胞生物としてインプット（感覚などのセンサー機能）やアウトプット（運動など走ったり逃げる移動機能）を統括して指令する「脳

（ファーストブレイン）」が生まれました。

解剖学的には、胃の裏には大きな神経の塊があり、放射状に神経が伸びています。太陽神経叢《そう》、あるいは腹腔神経叢とも呼ばれ、実際に解剖実験で見ると、まさに太陽のように腹腔の中心から燦然《まんぜん》と光が全方位に広がるように神経が張り巡っているように見えます。

この形状を模写した古代ギリシャやローマ医学の解剖学者が〝太陽のようだ〟と例えて命名したそうです。

太陽神経叢は脳に次ぐ神経の大きな塊で、神経細胞のいちばん多い脳を一台目のパソコンと位置づけると、太陽神経叢は二台目のパソコンになります。私たちの身体は「パソコン二台」の分業制によって機能維持されています。

腔腸動物の時代は胃腸の周りの神経だけだったのが、その神経の先端がど

脳に次ぐ、大きな神経の塊である
太陽神経叢は胃の裏にある

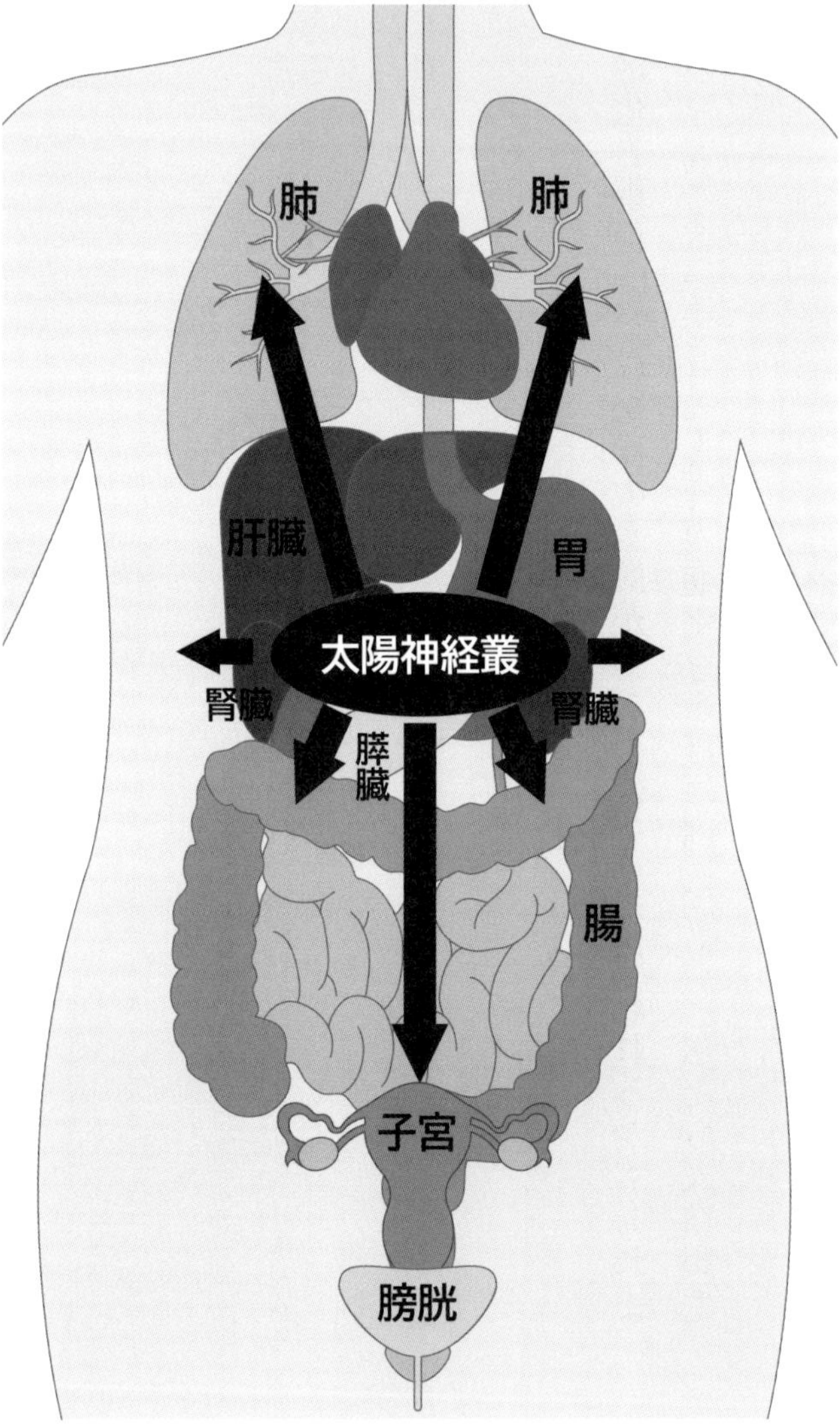

んどん進化して大きくなり、ヒトの脳のようになって〃分業制〃になったのです。すなわち原始動物のような〃棲みやすい環境かどうか？〃を進化したヒトレベルでは、「もうひとつの脳」が判断していることになります。

神経学者のなかには、太陽神経叢を中心とした神経系こそ「最初の原始的な脳」であり〃ファーストブレインだ〃と主張する人もいます。5億年以上前の腔腸動物の時代には、〃最初〃の神経の集まりは消化管に存在したので、確かに〃ファースト〃ブレインと言えるかもしれません。

「生物の進化と現代医療になんの関係があるのか？」と思われるかもしれませんが、地球の誕生からこれまでの進化を1年に例えると、私たち人類が生まれたのは12月31日の夜11時58分、59分ごろ。大晦日のまさに1年が終わるギリギリに駆け込んできた後発も後発の生物です。太古の昔から進化してきた生体機能がベースとなって、健康維持がされているのです。地球にとって、我々人類は超新参者なのです。

脳（心）と胃は密接につながっている

我々生物は敵と遭遇したとき、交感神経が働いて「Fight or Flight（戦うか逃げるか）」状態になります。悠長に消化・吸収している暇なんてなく、胃の働きは悪くなります。二台目の脳をスリープ状態にして、一台目の脳に全神経を集中することが理に適っているわけです。

腔腸動物の時代から、身に危険が迫ると胃腸の働きがオフになることが生存戦略だったわけです。ここからもストレスと胃には密接な関わりがあることがおわかりかと思います。

現代医学でもこの2つの脳は細い糸のような神経が複雑に絡み合うことでつながっています。あまりに複雑なので迷走神経と呼ばれます。

また、内分泌系（グレリンなどのホルモン）を介しても連携し合っています。直接つながっていないので、迷走神経ほど迅速に情報が伝達されるわけではありませんが、広範囲に指令を届けることができます。

わかりやすく言えば、迷走神経は二台のパソコンを直接つなげるLANケーブル、内分泌系は「遠隔操作」でつながるwi-fi接続のようなものです。第一の脳と第二の脳は神経系と内分泌系の「二刀流」で連動しているのです。

ですから、胃が不調であれば、脳（心）も不調であるというのは我々の細胞にとっては当たり前なことなのかもしれません。

偉大な先祖である腔腸動物以降の進化を見ても、胃は脳とつながっているから、イライラすると食欲はなくなるし、ストレスがかかると胃は痙攣《けいれん》を引き起こします。ファーストブレインでの〝感情やストレス〟に連動してセカンドブレインからの指令で胃腸の動きが止まり〝食欲がなくなったり〟胃腸の動きが異常で〝痙攣を起こしてしまったり〟すると考えられます。

二台のパソコンが連動して〝バグって〟しまうと表現すればわかりやすいかもしれません。

胃の不調がメンタルの不調を招く

――話を数億年前から現代社会に進めてみましょう。

胃腸の不調が、生活の質を下げて〝不幸になる〞という全国調査の結果があります。少し前になりますが２０１３年の政府の健康日本21推進フォーラムの調査によると、胃の不調により仕事のパフォーマンス、たとえば生産性やモチベーションが40％前後下がる、つまり生活の質が下がってしまうことがわかりました。

似たような調査でエスエス製薬によるアンケートで、胃腸の不調により生活の質の低下、たとえば〝集中力が落ちる〞〝動き、効率が悪くなる〞〝イライラしがちになる〞〝笑顔がなくなり商談が進まない〞という方々が６割以上いることがわかりました。

交感神経優位だと胃はスリープ状態になると言いましたが、現代人は仕事に追われていたり、夜遅くまで動画を見て過ごしたり、交感神経をつねに働かせているので、胃がうまく働いていません。

胃が働かないと空腹感を出すホルモンのグレリンも出ないので食欲も湧き

ません。手軽な加工食品を食べたり、スマホを見ながら食事をするなど、食べものをじっくりと味わうことがなくなります。

おいしく元気に食べられるということは気分よく生きるために不可欠なのです。言い換えれば「胃が元気だとハッピーになりやすい」ということになるでしょう。何かのコマーシャルでも〝おいしく元気に食べて幸せ！〟というキャッチコピーがありました。まさにそのとおりなのです。

小林びんせい先生は『薬を使わずに胃を強くする方法』（三笠書房）の中で、「胃が元気だとタンパク質が消化され栄養になりやすく長寿につながる」と書いておられます。確かに私たちの身体は骨も筋肉もほとんどタンパク質でできていますから、胃で消化酵素のペプシンをしっかりと出して、タンパク質をアミノ酸に分解できれば、小腸での吸収もうまくできます。

ペプシンの前駆体は血液中に存在するペプシノーゲンです。ピロリ菌の検査をするときにＡＢＣ検診と言って、ペプシノーゲンもセットで調べます。ピロリ菌でボロボロになった胃の細胞からはペプシノーゲンがあまり出ないからです。すると、タンパク質を十分に分解できない。消化酵素であるペプシノーゲン自体もタンパク質が基になっているので、ますます消化酵素が出ずにタンパク質が不足するという悪循環になります。

胃炎があると認知症になりやすいと主張する先生もいます。『なぜ、胃が健康だと人生はうまくいくのか』（学研プラス）の著者である江田証先生は、アルツハイマー症の方は胃炎が多く、胃炎の治療をして2年が経過すれば、認知機能が有意に改善した例を紹介されています。

これまで神経は回復しないと言われてきました。交通事故の麻痺が生涯残ってしまうようなケースです。

しかし、近年では海馬や前頭前野など、脳の一部では年齢に関係なく神経細胞が増えることがわかっています。加山雄三さんが脳卒中で2回倒れても、過去の自分の曲を歌うことで紅白歌合戦に復帰したのは記憶に新しいでしょう。

アルツハイマー型認知症の治療法は世界中で研究されていますが、胃をよくすれば認知機能が改善する。セカンドブレインをよくすることで、ファーストブレインも回復するというのは興味深い視点です。

わたしも現場医療でピンク色できれいな胃の持ち主は、元気にもりもりご飯を食べて、認知症もなく長生きであることが多いと実感しています。

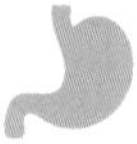

胃のケアをすれば幸せホルモンが分泌される

これまで述べてきたとおり、脳と胃は相互に影響をおよぼし合っているので胃の調子が悪くなる、すなわち一台目のパソコンがバグを起こせば、二台目のパソコンにもさまざまな悪影響がおよびます。

胃もたれなど消化器系の症状を機能性ディスペプシアと言います。薬による治療効果は50％程度で、胃や十二指腸に傷や異常は認められないため、難治化する患者さんも多くいます。

ところが、機能性ディスペプシア患者の脳を調べると、幸せホルモンと呼ばれるセロトニンを運ぶタンパク質（セロトニントランスポーター）の変調が見られました。セロトニンは脳の中の中脳・視床に共通する神経伝達物質です。消化管から送られる痛み、刺激は中脳・視床で増幅されます。反対に脳から消化管へ神経伝達するときはセロトニン神経系から始まります。

つまり、脳のセロトニン調節がうまくいかないと消化器系の症状も増幅すると考えられます。消化器系の症状には脳も治療ターゲットとして入ってくるのです。反対にセロトニンの約90％は消化管に存在するので、消化管をよくすれば、脳にもよい効果をもたらすだろうと考えられます。

慢性的にディスペプシア症状を抱える患者さんの半数は、抑うつ傾向があり、パニック障害患者に匹敵するほど不安感が強いことがわかっています。

ＰＥＴ検査でセロトニントランスポーターの結合能について定量性解析をおこなった結果、脳の一部である中脳・視床で消化器症状とのあいだに正の相関性が認められました。

また、海馬においても、腹痛と不安症状に相関性がありました。胃腸の症状と不安・心配などのメンタルが、脳内のセロトニンを介して密接につながっていることが実際に証明されつつあります。

これにより、不安や心配が続くと、胃の症状（吐き気や胃もたれなど）が起こりやすくなり、胃の不調が長引いてうつ状態を助長する可能性が示唆されました。わたしが診てきた患者さんにも胃の症状が劇的に改善することで精神安定剤を手放した方がいます。

60代の男性は、胃潰瘍を繰り返して、うつに見られるような〝元気が出ない〟〝気分が塞ぎがち〟という症状でした。ピロリ菌除菌後に胃粘膜保護剤を投与したところ、胃の不快な症状はすっかりなくなり、気分が回復しました。現在は趣味のカラオケを楽しみながら、元気に過ごされています。

「胃が元気だとハッピーで長生きできる」。これを多くの診療現場で実感しています。

ただ、すでにうつ病と診断された患者さんは、精神科領域となり精神科ドクターの処方で抗精神病薬が出されるなど、診療科と連携しての治療方針となることが多いです。必ずかかりつけの精神科医とも相談しながらライフスタイルの改善をおこなってください。

第2章

世界的にも
胃とメンタルが
弱い日本人

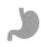

日本人は神経質な遺伝子をもっている

日本のおもてなしや細やかな気配りは世界から称賛される一方で、裏を返せば不安になりやすく神経質であるとも言えます。これは遺伝子レベルで明らかにされていて、セロトニントランスポーター遺伝子が長いか短いかで判断されます。

セロトニンは分泌されたあと、回収されて再利用されます。しかし、セロトニントランスポーターが短いとセロトニンがリサイクルされにくく廃棄されてしまい、セロトニンの働きが弱まった結果〝不安〟や〝神経質〟になりやすくなります。日本人の約70％がセロトニントランスポーターが短いタイプだと言われています。ちなみにアメリカ人は約18％です。

不安な状態では胃酸が過剰に分泌されたり、胃酸に対して知覚過敏になり症状が出ている可能性があります。心配性で神経質な日本人は〝胃もたれ〟や〝胃がキリキリ〟しやすい体質であるのです。

かくいうわたしも小さいころから胃が弱く、親も心配して「この子は食べたいものがない。何を食べさせればいいのか？」と大変心配していたようです。

高校受験を控えた中学校2年生のころに早くもプレッシャーに負けてしまい、胃の調子が悪くなり、モノを食べないので元気がなくなり、やる気が出ない、何となく元気が出ないという、うつ状態のようなものが出ていました。

そこで14歳にしてはじめてバリウム検査を経験したのです。結果はまったく異常なしで、安心したのか、それからは気持ちも前向きになっていきました。

また、学校の座禅体験で大変感動したことをおぼえています。座禅により心身を整える、いわゆる瞑想のような状態で、心と身体が不思議とスッキリするという体験をしました。

またその少し前から柔道を始めていたことも大きかったと思います。昔は痩せすぎでズボンが落ちないようにサスペンダーをしていたのに、今は太りすぎでサスペンダーをしなければいけなくなりました(笑)。あまりの変わりように「まぁこんなになってしまって」と母親も驚いています。

第6章で説明しますが、思い返せば運動、瞑想といった胃によいことをしていました。

「胃が弱いのは仕方ない」と多くの方々が〝あきらめモード〟になっているという国内の調査があります。一方で、誰でもできるちょっとした行動や習慣によって胃を鍛えることはできると考えている方も多いようです。つまりセルフトレーニングです。たとえば、わたしは胃の調子がよくないと太陽神経叢のある第3チャクラのあたりを手で押さえます。気弱で臆病だったと言われているナポレオンも押さえていたあたりです。それだけでも5分、10分したら胃がラクになるのです。これについても同じく第6章で後述します。

日本は世界トップレベルの胃がん大国

胃がんは、かつてわが国ではがん死亡数のトップでしたが、1999年以降は肺がんや大腸がんに抜かれて第3位となっています。テレビ番組などの話題性では、ピンクリボンの〝乳がん〟や見つけてもまず助からない〝膵臓がん〟のリスクが大々的に報道されています。しかし、男女を合わせると胃がんは依然として乳がんや膵臓がんより罹患数が断然多く、日本のがんトップ3を堅持しています（2019年データ）。

また世界的に見ても胃がんの罹患率は日本と韓国がトップ3をキープしており、日本は世界的に見て胃がん大国なのです。それを受けてなのか、日本の内視鏡機器メーカーは世界シェアの8割以上を占めています。内視鏡の技術は世界トップクラスなのに、なかなか胃がんは減らない。我々国民も今ひとつ実感が湧かない〝胃がん大国日本〟ですが、その原因は明らかになってきています。どうやら胃がんは感染《うつ》るらしいのです。

胃がんが感染る。一体どういうことでしょうか？

ヘリコバクターピロリという細菌があります。略してピロリ菌です。これが発見されたのは1982年と最近のことです。19世紀に入って顕微鏡を用いて発見されたおもな細菌として、結核菌（1882年）、コレラ菌（1884年）、赤痢菌（1897年）があります。それからだいぶん遅れてからピロリ菌は発見されました。なぜでしょうか？

ごく最近まで胃炎や胃潰瘍は感染症だとは考えられていませんでした。ピロリ菌の発見以前は、ストレスや酒、タバコ、食生活などの生活習慣が胃潰瘍の主原因だと考えられていたのです。あらゆるバイ菌を殺菌する強力な胃酸の中で生きられる細菌なんているはずがないという思い込みもあったようです。

しかし、ピロリ菌は自らアルカリ性であるアンモニアをつくって、胃酸に含まれる塩酸を中和するという驚きの方法で胃の中でも生存できます。

そして、1984年に恐ろしい実験がおこなわれました。正常な胃粘膜をもつ男性ボランティアがピロリ菌培養液を飲んだのです。すると、5日後に膨満感、食欲低下、嘔吐《おうと》といった症状が出現し、内視鏡で重度の活動性胃炎を認めました。

こうした胃炎や胃潰瘍におけるピロリ菌の役割を示した一連の研究により、オーストラリアの微生物学者バリー・マーシャルとロビン・ウォレンは2005年にノーベル生理学・医学賞を受賞します。ちなみに「男性ボランティア」はまさにマーシャル本人だったのです。

ピロリ菌は〝胃に悪さをする〟。つまり胃炎や胃潰瘍の原因になるどころか、その後の研究により、なんと胃がんの原因の約98%がピロリ菌感染だということが判明したのです。

この説は日本人の研究者が発見しました。ピロリ菌が胃の粘膜にピタッとくっつき、そこから注射器のようなものを伸ばしてCagAという毒素を注入し、細胞の増殖スイッチを刺激して暴走してがん化するという現象を発見しました。

ピロリ菌がいる限り、胃の細胞が遺伝子レベルで破壊されてしまうので、胃がんを抑えられないことがしだいにわかってきました。

ピンクリボンキャンペーンなどのメディアの影響もあって乳がんの検査はしても、胃カメラは一度も経験がない。70代、80代になって胃の調子が悪いので病院に行ってみたら末期の胃がんだったという例は後を絶ちません。さらに日本人は神経質な遺伝子をもっていますから、ピロリ菌で荒らされた胃に、ストレス胃炎の因子も加わり、胃がんに進展しやすいのかもしれません。

余談になりますが、明治の大文豪である夏目漱石も終生胃潰瘍に苦しんで、49歳にして胃からの出血により亡くなっています。おそらく夏目漱石においても、ピロリ菌が人生に苦悩をもたらしていたと考えられます。

反対に言えば、ピロリ菌の除菌治療によって胃がんのリスクも大幅に下げることができるのです。抗がん剤は必要なく、ピロリ菌を除菌するありきたりの抗生物質を1週間服用するだけです。

ピロリ菌の検査はＡＢＣ検診と言って簡単な血液検査でもおこなえます。ピロリ菌感染胃炎へのピロリ菌除菌療法に健康保険が適用された２０１３年は、胃がん撲滅元年と言われています。以前に、この保険適用に尽力された国会議員の先生と意見交換をしたことがありますが、その先見性とバイタリティーにほんとうに頭が下がりました。

日本は世界に先駆けて予防にお金をかけて「ピロリ菌撲滅」を掲げて胃がん減少を実現した世界初の成功例とされています。〝今日の一針は明日の十針〟を実証したことになります。胃がんで亡くなるのは〝もったいない〟時代になってきているのです。

60歳以上の7割がピロリ菌をもっている

体長わずか3～4ミクロン、らせん型に4～8本のしっぽ（鞭毛《べんもう》）をもっているピロリ菌は、約5万8千年前から存在していると考えられています。ピロリ菌に感染したことがない人は、ほとんど胃がんにならないのに対して、ピロリ菌に感染したことのある人の胃がん発生率は100倍以上という報告もあり、WHO（世界保健機関）はピロリ菌を〝明確な発がん因子〟と定義しています。

じつは全世界の約半数がピロリ菌に感染していると推測されています。それでは胃がんが溢れてしまうと思われるかもしれませんが、ピロリ菌は大きく分けて2種類に分かれます。

欧米では弱毒のピロリ菌が大半で、東アジア地域では日本を含めて強い毒性であるｃａｇＡをもつピロリ菌が広まっています。胃がんになるのは、この毒性の強いピロリ菌感染が原因です。日本人でも若年層の約20％、60歳以上の70％前後がピロリ菌感染を放置していると考えられています。


ピロリ菌は細胞にドリルで穴を開けてＣａｇＡという実行犯を侵入させて細胞の中の遺伝子を破壊します。

最初、多くの研究者は時限爆弾のスイッチが細胞の中にあり、何かのきっかけでスイッチオンになり〝がん化〟すると考えていました。明確な〝胃がん遺伝子〟があるだろうという仮説です。

わたしのグループも、全国に先駆けて胃に慢性炎症を起こす因子を胃培養細胞に添加して、ＤＮＡチップ／マイクロアレイを用いて網羅的遺伝子解析をおこない〝胃がん遺伝子候補〟を日本癌学会総会シンポジウムに招かれて講演したことがあります。

世界中が胃がんとなる遺伝子探しに躍起になっているあいだ、日本のグループが緻密に症例を積み重ね、キメの細かい検証をおこない、真犯人は細胞の中にはおらず、外から乗り込んできたのではないかという仮説を立てました。

そして、犯人はこっそりドリルで細胞に狭い穴をこじあけ侵入して、マシンガンを乱射して遺伝子を破壊して逃げたということがわかったのです。主犯格の犯人をいくら探してもすでに逃亡していて、部屋の中にはおらず、「胃がん遺伝子」という内部犯行による仮説を立てたのにもかかわらず、事件の主犯格ではなかったということになります。

過去にアナウンサーの逸見政孝さんがスキルス胃がんを公表しましたが、弟さんも同様にスキルス胃がんで亡くなられています。当時、胃がんはスキルス胃がんを含めて遺伝子が原因なので、運命であり、治療の手立てがないと思われていました。つまりそれで世界中が〃胃がん遺伝子〃を見つける流れになっていたのです。それが日本人の功績によって、胃がんは遺伝性の病気ではなく、ピロリ菌除菌や早期発見により予防したり治療できることが証明されてきています。

健康な胃はピンク色

健康な胃と弱った胃。わかりやすく言えば、色が違います。元気な胃はピンクから少し赤みがかった肌と似たような色をしています。

ところが、ピロリ菌にやられた胃を見ると白っぽくなっています。わたしは患者さんにわかりやすいように「胃の細胞が老化してしまった」と説明します。「胃が腸化した」と表現する医者もいます。〃萎縮する〃〃萎縮性胃炎〃とも呼ばれます。ドックとか検診でこれらの言葉が出てきたら、ピロリ菌感染が考えられます。胃の細胞がピロリ菌で変性してしまい、腸の細胞のように粘膜が白くペラペラになっているからです。

胃の粘膜が蒼白で血色が悪く、張りも艶もない感じでしょうか。炎症がひどいと赤く変化して弱っている範囲がわかりにくいことがあります。

胃がんの多くはこの白い細胞、あるいは白とピンクのせめぎ合いの境界部分（腺境界）で発生します。

日本、韓国は世界的にも胃がんがトップクラスに多いと述べましたが、ここに割って入るのはモンゴルです。これらの国の共通点を見ると、アジアであること、寒い地域もあって、塩分が高めの食事をしていることが挙げられます。塩分により胃の粘膜バリアが壊れます。そこにピロリ菌が大暴れしたらひとたまりもありません。

２０１８年に新潟県が胃がんの罹患率が全国第１位となり、わたしは新潟県がおこなった胃がん撲滅を目標とした取り組みについて感銘を受けました。ピロリ菌の早期発見のために、40歳以上であれば無料で胃カメラを受けられるようにしたのです。わたしは、新潟県の検診センターの先生と意見交換をおこないましたが、徐々に胃がんが減ったり、早期発見につながっているようです。同時に減塩を呼びかけることでも効果が増したとおっしゃっていました。

ちなみに罹患率の最下位は沖縄、鹿児島が毎年争っています。なぜこの地域では胃がんが少ないのか？　沖縄ではなぜかアジア型ではなく欧米型のピロリ菌が多いことがわかっています。おそらく幕末、明治期の時代にヨーロッパの方々が流れつき、それにより欧米型のピロリ菌が広まったのだと考えられています。欧米型は毒性が低く、胃がんにまで発展する可能性が少ないと言われています。

老化し、白っぽく変性してしまった細胞はなかなか元には戻らないのですが、その周りにいる予備軍のような細胞が働いて、変性した細胞の機能を助けることがわかっています。10年前に内視鏡検査でピロリ菌が発見された女性が除菌をして、それからお酒やタバコをやめて、ピンク色の健康な胃を取り戻したという例もあります。「胃が若返りましたよ」と伝えると、喜んでいらっしゃいました。10年単位で見れば回復するケースはあるようです。

では、どのようにピロリ菌を調べるのでしょうか？

ひとつは胃カメラを受けることです。バリウム検査では、胃の中はバリウムで真っ白になってしまうので、胃の粘膜の色を判別できません。また今ピロリ菌がいるかどうかもバリウム検査のみではまずわかりません。バリウム検査は〝幻灯機で見る影絵〟のようなもので、胃の影を見るのではっきりわからないことが多いのです。「百聞は一見にしかずで、直接見たほうが正確に胃の状態がわかります」と患者さんには説明しています。

予防目的だと保険適応されないケースもあるので、ドックや検診メニューのオプションとして胃カメラの検査をつけるのがいいでしょう。

最近は、胃カメラを受けたらきれいに撮影された胃の「記念写真」をプレゼントしてくれるドックやクリニックが増えています。胃カメラは2万円前後で受けることができます。ピロリ菌が見つかると治療にかかる費用は保険診療の適応となり1万5000円ほどです。

どうしても胃カメラを飲むことに抵抗があるという人は、「ピロリ菌検査」「ABC検診」という血液、尿、便、呼気などから調べる方法もあります。これは「保険外診療」となりドックや検診と同じ扱いになります。

ピロリ菌は基本3種類の薬で除菌します。胃酸を抑える薬とペニシリンなどの抗生物質を併せて服用し、1週間ほどで終了します。2割ほどは副作用として下痢や〝口の中が苦くなる〟味覚障害などを起こしますが、一度除菌すれば再感染のリスクは2％以下とされています。

和食は消化に悪い

和食と言うと世界一の健康食というイメージがあります。しかし、和食の代表であるコンニャクやキノコ類、タコ、イカ、アサリ、ハマグリ、シジミなどの貝類、干物や塩漬けされた魚、厚揚げ、油揚げ、レンコン、ゴボウ、筍などは消化が悪く胃に停留しやすいのです。確かに栄養成分としては健康効果が高いのですが、調理を工夫しないと、健康で元気だけれども胃にもたれやすいものになってしまいます。

野菜も注意が必要です。なぜ牛には胃が4つもあるのでしょうか？　牧草の消化にそれだけの時間がかかるからです。野菜はそれだけ消化のよくないものがあることに注意です。とくに山菜やゴボウ、もやし、海藻類、サツマイモ、レンコン、筍、ニラ、春菊などが挙げられます。

人間の胃は1つですから、野菜は切り刻んだり、すり潰したり、繊維を切断する工夫が必要です。さらに本書で紹介しているスープにすることで、野菜にある水溶性の抗酸化物質が溶け出します。わたしは長年、水溶性の抗酸化物質を研究してきましたが、この健康効果は抜群です。食材は細かくするだけでなく、ぜひ煮込んでください。鍋は日本人の知恵と言えるでしょう。胃の弱い日本人にピッタリの食べ方だったのです。

余談ですが、日本人は胃下垂という形で骨盤に胃がはまっている人が結構たくさんいます。バリウム検査をしていたころは、500cc飲んでもらっても胃が伸びて骨盤にはまり込んでしまい、胃全体にバリウムが行き届かないので検査に苦労した人もいました。

昔は胃下垂が病気だと思われていて、胃下垂の看板を出すクリニックもあったのですが、実際は牛のように時間をかけて消化できる胃の持ち主だったわけです。

胃の調子が悪いという患者さんに聞くと、「食事は夫婦2人なので油で簡単に炒めるだけですませています」という声を聞きます。油で胃もたれしますし、短時間炒めただけでは繊維や消化しにくい部分が残り、さらに消化不良や胃もたれの原因になってしまいます。

また、発酵食品は微生物が食べやすいように成分を分解してくれる食べものですから、消化にはよいです。味噌、塩麹、しょうゆ、納豆、牛乳、ヨーグルト、キムチなどが挙げられます。

胃は食べものを消化するだけではない

胃は単なる袋であり、食べものを胃酸で溶かすだけ。〝胃からはほとんど何も吸収されない〟と思っていらっしゃるかもしれません。

しかし、近年になって胃はさまざまな働きをする「身体の中心」の機能を担っていることが明らかになっています。たとえば、低分子であるアルコールは速やかに胃で吸収されます。お酒を飲むとすぐに顔が赤くなるのは胃で吸収されるからです。

薬剤ならアスピリンは容易に胃から吸収されます。これは柳の樹脂からつくられたものですが、ほかの薬剤も受動輸送と言って「浸み込む」ように胃から吸収されるものがあります。

また胃は、ブドウ糖の吸収をコントロールしたり、ビタミンを安定化させて吸収を助ける物質を出すことがわかっています。ですから、胃を全摘出すると、ダンピング症候群と言って血糖調節ができず低血糖に悩まされたり、ビタミンＢ12不足で貧血になったりします。胃を摘出してしまうだけでなく、高齢者で胃が非常に弱ってもビタミンＢ12欠乏は起こりえるので注意が必要です。

その他、さまざまな方法で脳や全身に指令を出したり影響をおよぼしていることがわかりつつあります。

胃は食欲を感じさせてくれる臓器

これらに食欲を感じさせてくれる働きとして、おもに胃（一部は膵臓や下垂体）から分泌されるホルモンである〝グレリン〟が注目されています。これは1999年に日本人研究者によって発見されました。

当初グレリンは、空腹になると胃から血液中に分泌されるもので、末梢からの空腹シグナルを脳のコントロールセンターである視床下部が受け取って食欲を高めて空腹感を生む、単なる「空腹物質」と思われていました。しかし、近年の研究で驚くべき健康効果をもった物質であると解明されつつあります。成長ホルモンの分泌を促す（老化防止）。心血管を保護する（血圧や心拍数の低下）。インシュリン分泌を抑制する（血糖値の安定）。コルチゾールの分泌促進（ストレス耐性のアップ）。こうしたさまざまな働きが明らかになってきました。

とくに成長ホルモンはこれまで視床下部から出る成長ホルモン分泌ホルモン（GHRH）からの刺激を中心に分泌されると考えられてきましたが、グレリンはGHRHよりも2～3倍多く成長ホルモンを分泌させる刺激であることがわかっています。成長ホルモンは代謝を上げて、脂肪を燃焼しやすくしたり、骨や筋肉をつくったり、免疫力を高めたり、認知症予防になるなど、よい効果がたくさんあるので、グレリンは各業界から注目を集めています。

グレリンが分泌されると、Fight or Flightの戦闘状態、つまり交感神経が高まる状態から副交感神経が優位な状態になるので、睡眠の質も向上し、それが連鎖的にメンタルにもよい影響をおよぼすと言われています。

グレリンは哺乳類だけではなく、鳥類、魚類、両生類、爬虫類、すべての脊椎動物に存在します。ゲノム解析をすると、どうやら背椎動物の発生時から存在していたことがわかってきました。つまり、約4億年前からグレリンは、胃あるいは胃のような消化器官で働いていたのです。そして最近になり、グレリン受容体をもつ細胞が全身に分布していることがわかってきました。

まだ全身におけるグレリンの詳しい働きはわかっていません。しかし、想定できることは、栄養が足りなくなってきたら、グレリンを分泌させて空腹感を駆り立てるだけではなく、成長ホルモン作用などで全身の細胞を活性化させて、食べるための行動を促すと考えられます。胃が身体の中心となって全身に指令を出すことで、脊椎動物は魚類の時代から進化できたのでしょう。お腹が空いたときに「ヤバい！　食べものを探さねば！」と、奮起しなければ絶滅してしまうわけです（とくに氷河期など）。そのような行動で数億年の進化を遂げてきたのかもしれません。

面白いのは肥満者はグレリンの血中濃度が低く、痩せ型の人は高いということです。グレリンの働きはまだまだわかっていないことが多いのですが、たんに食欲を湧かせるだけではない、さまざまな生理活性作用をもつことから、がんや慢性疾患によって食欲低下や代謝調節が障害される悪液質（ギリシャ医学用語ではカヘキシア）に対して食欲増進などの効果が期待されて研究も進んでいます。

海外でエビデンスのある研究結果

認知症やアルツハイマーなどのいわゆる神経変性疾患は、〝食生活〟だけでも予防できることが実証されてきています。

２０２３年１月の研究報告ですが、欧米の研究でここでは地中海食が勧められています。地中海食とは、肉より魚を多く使い、野菜が豊富で、炭水化物は全粒粉などの低糖質なものです。油はナッツなどの多価不飽和脂肪酸の摂取量が高くなります。

反対に乳製品、赤身、加工肉、精製された食品（白米、白いパン、白い麺）、甘味料入りの飲料などでは逆の現象が起こるという結果も報告されています。女性7万5230例、男性4万4085例を対象に食生活と死亡リスクの関係を調べた大規模な研究調査で、人種や民族に関係なく、地中海食は心血管疾患、がん、呼吸器系疾患、神経変性疾患による死亡との有意な逆相関が示されました。地中海食は重篤な病だけでなくアルツハイマー型認知症の予防にも有意であることがわかってきました。これはアメリカJAMAでの報告ですが、2017年に世界的に権威のあるNEJM誌にも同様の研究報告が掲載されています。

第3章

最高の胃をつくる6つの食事ルール

胃の老化度を知る

胃の健康度は簡単に血液検査でわかります。これまで述べてきたとおり、胃がんの原因は約98％がピロリ菌ですから、「ピロリ菌抗体」は必須です。

また、胃が老化していないかどうかは「ペプシノーゲン検査」で調べます。ペプシノーゲンは消化酵素に関係しします。これが多く血液に含まれるということは、消化力が高いことと関連し、つまり、胃は若くて元気ということになります。詳しい検査の基準値はわかりにくいので載せませんが、検査をすると、ピロリ菌が陰性か陽性か、ペプシノーゲンが正常か異常かの組み合わせで判定されます。詳しくは次ページの図のとおりです。

胃の老化度を知るABC分類法

		ピロリ菌抗体価	
		(-)	(+)
ペプシノーゲン法（PG法）	(-)	A群	B群
	(+)	D群	C群

A群：健康的な胃
B群：少し弱った胃
C群：弱った胃
D群：かなり弱った胃
E群：ピロリ菌除菌後

ピロリ菌抗体が陰性でペプシノーゲンが高いと「A判定」となり、胃を荒らす犯人も存在せず、胃は若くて元気ということになります。

次にピロリ菌抗体が陽性でペプシノーゲンが高い方は「B判定」となり、ピロリ菌はいるが、さほど暴れていないので胃は今のところ元気。つまり犯人は家に侵入したものの被害は軽微という状態です。

ピロリ菌抗体が陽性でペプシ

ノーゲンが低い方は「C判定」となり、ピロリ菌が大暴れして胃の老化が進んでいます。犯人がやりたい放題に家の中を荒らしていて、被害拡大しないよう治療が急がれます。

いちばん厄介で誤解を生みやすいのが「D判定」です。ピロリ菌抗体は陰性なのでピロリ菌はいないと安心してしまいがちですが、ペプシノーゲンが低いということは家の中はすでにめちゃくちゃに荒らされて犯人は去ったあとということになります。追加で胃カメラの検査をしてみると胃全体は白っぽく、胃がんになりやすい状態だという人も少なくありません。

犯人は大暴れしてガス管やら電気の配線コードやら何から何まで破壊して逃走したので、ガス漏れによる引火が起これば大爆発する恐れがあります。つまり、胃がんが発生してしまう。その爆発は周囲にも燃え広がる。すなわち胃がんの周囲への浸潤や転移です。

残念ながらD判定が出てしまったら、毎年の内視鏡検査を推奨します。胃がんは早期発見できれば、治る病気です。

今は30代でも胃がんの人は増えており、とくに身内に胃がんになった方がいる場合には、早めの受診をお勧めします。

いずれにしてもA判定以外の方は〝百聞は一見にしかず〟で一度内視鏡検査をお勧めします。小さな胃がんが発生しているかもしれないからです。B判定だと、胃の老化(白っぽい部分)は1〜2割です。しかし、早期胃がんを発見した人を何人も見ています。

またA判定の人も体調がよくなかったり、胃もたれしていたら、胃酸過多や消化液の分泌も不調で、消化不良になっている可能性があります。次項から紹介する「最高の胃をつくる食事ルール」を試してみてください。

最高の胃をつくる食事ルール1

よく噛む

わたしは昔から胃が弱かったと述べましたが、歯並びが悪くて噛むこともうまくできませんでした。小学校1年生のときに、食べものを噛まないし、食べないことを心配した親に大阪大学の病院で歯列矯正を受けさせられました。

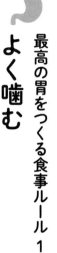

よく噛むことで、唾液の中からアミラーゼという消化酵素が分泌され、胃腸の消化・吸収がより促されます。単純に消化がよくなるだけでなく、消化酵素が出ることで、胃が動き出し、身体は食物を体内に取り入れる準備をします。

食べものを飲み込んでしまえば、身体が勝手に吸収してくれると私たちは考えがちですが、よく噛まなければ栄養も十分に吸収されないのです。ですから、消化・吸収のスイッチを入れるためにも高カロリー飲料ではなくご飯を、野菜ジュースではなくサラダを食べて、しっかり唾液を出して消化促進してください。

また、咀嚼にはさまざまな効果が明らかにされています。

ストレスがかかった状態でガムを噛んだ実験では、脳の偏桃体の活動が低下し、「不快」という信号が脳に送られにくくなり、血中のストレス物質の量が低下したことがわかりました。メジャーリーガーが試合中にガムを噛むのはプレッシャーを和らげるという点で科学的にも正しいのです。

さらに、噛むというのはリズム運動です。これをたった5分続けるだけで幸せホルモンであるセロトニンが分泌し始め、20〜30分でピークに達し、2時間ほど持続することもわかっています。

咀嚼と脳の関係についてはたくさんの研究があり、しっかり噛むことで認知機能低下を防ぐ可能性があることがわかりつつあります。咀嚼の刺激が記憶を司る脳の海馬を活性化したり、注意力や集中力を司る前頭葉の血流を増加させるのです。ガムを20分程度噛むだけで、足し算・引き算といった単純計算の正解率が向上したという結果も出ています。

やわらかいものばかり食べていたり、食べものをほとんど噛まずにいると、アルツハイマー型認知症の原因となる脳の老廃物アミロイドβが蓄積されることもわかっています。

人類や霊長類の進化において〝しっかり噛む〟〝すり潰す〟働きをする第一大臼歯の出現が鍵を握っているようです。つまり〝一番手前の奥歯〟がとても重要で、この歯が約3000万年前、ちょうど霊長類の仲間から類人猿に進化したころからほとんど変わっていないそうです。しっかり噛んで、すり潰す能力が古くからいかに重要で人類の進化と密接に関係していたかがわかるでしょう。

最高の胃をつくる食事ルール2
腹六分目に抑える

2016年に大隅《おおすみ》良典《よしのり》教授がオートファジーのメカニズムを明らかにしてノーベル生理学・医学賞を受賞しました。細胞には細胞の中の古くなったタンパク質や老廃物、有害物質を大掃除するオートファジー（自浄作用）が働いているというもので細胞浄化とも呼びます。細胞がきれいになり、新鮮な状態を保てる、一種の若返り現象です。

オートファジーには、常に働いている「基礎的オートファジー」と、カロリー制限などで活性化する「誘導性オートファジー」の2種類があります。

カロリー制限で活性化する。すなわち、空腹を感じる時間が長いと細胞内の掃除が始まるのです。

腹八分目が健康にいいと言われていますが、最近の研究では腹六分目から七分目にしないと、このスイッチがオンにならないことがわかっています。有名なのは「16時間ファスティング」ですが、丸一日食事を抜くのは大変です。また、糖尿病や低血圧のある人が安易に手を出すと低血糖や低血圧で倒れてしまうリスクもあります。

わたしは「夜間ファスティング」を勧めています。夕食を食べたら、朝まで何も食べない。つい食後に甘いものや夜中に起きて何か食べたくなってしまうかもしれませんが、夜間の食事を控える（夜間絶食）だけでオートファジーのスイッチも入り、寿命の延びる可能性が2021年の「ネイチャー(Nature)」で報告されています。具体的には13時間絶食でがん発症率が下がる研究があります。

また、カロリー制限によって若返りだけでなく長生きできることもわかってきました。人体の細胞は約37兆個で、一つひとつの細胞は約2万3000個の遺伝子をもっています。そのなかで老化や寿命を制御する遺伝子は50〜100個明らかになっています。マサチューセッツ工科大学のレオナルド・ガレンテ教授はサーチュイン遺伝子という長寿遺伝子を発見しました。これは傷ついた細胞を修復してくれる遺伝子で抗炎症作用もあります。

アカゲザルを30年間経過観察した研究では、腹七分目の猿は満腹の猿と比べて、がん、糖尿病、動脈硬化などの生活習慣病の発症率が低く、見た目にもしわが少なく、脳の萎縮も抑制されていました。

貝原益軒の『養生訓』には腹八分目という言葉があります。それよりもっと古いヨガの教義では「腹八分目で医者いらず、腹六分目で老いを忘れる、腹四分目で神に近づく」と言われているそうです。

前述のように猿のカロリー制限実験では七分目、また酵母や線虫の実験では六分目での長寿が証明されており、古くからの健康長寿の秘訣がまさに最先端医学で実証されてきています。

理想としてはファスティングやカロリー制限でオートファジーやサーチュイン遺伝子を活性化して、夢のような若返りを実現させたいところなのですが、ヒトにおける中高年以降の急激な飢餓状態は、脳の老廃物を処理できずアルツハイマー病を悪化させるかもしれないという調査報告があるので要注意です。身体は元気になっても、人間は脳が発達しすぎているので、飢餓状態は脳にはよくないのかもしれないのです。

また、当然ですが、極端なカロリー制限は栄養素不足により、骨、筋力が低下して骨粗鬆症《こつそしょうしょう》やサルコペニアを起こすリスクがあります。


オートファジーとサーチュイン遺伝子の両方を活性化できる成分として注目されているのが「エラグ酸」というポリフェノールです。

エラグ酸は、腸内でウロリチンという有効成分に変化して吸収されます。ウロリチンのできやすさには個人差があり、2人に1人は生成できないという報告がありますが、抗酸化作用、抗がん作用、筋肉増強作用などさまざまな効果が確認されています。

エラグ酸はザクロ、ナッツ、いちご、ベリー類に豊富に含まれています。ザクロはメソポタミア文明でも医薬品として使われていました。クレオパトラや楊貴妃《ようきひ》が好んで食べたので「食べるルビー」とも言われます。ご自身の食材ラインナップにザクロやベリー類を取り入れてみてはいかがでしょうか。

最高の胃をつくる食事ルール３
規則正しい食事

あらゆる生物（細菌類を除く）が地球の自転周期（24時間）に対応して生きています。この時計遺伝子の発見は２０１７年にノーベル生理学・医学賞を受賞しました。

我々哺乳類は、脳の視交叉上核《しこうさじょうかく》に体内時計を有しています。この神経核が壊れると、覚醒・睡眠のリズムや体温のリズムなど一日の周期リズムがすべてなくなることがわかっています。

さらに肝臓、肺、腎臓、小腸、骨格筋など至る所に時計遺伝子が内蔵されていて、朝、昼、夜に合わせてそれぞれの活動が変動することがわかっています。

脳を中心とした〝中枢時計〟がオーケストラの指揮者、身体のあちこちの〝末梢時計〟がそれぞれの楽器で、これらが一日のリズムに合わせてハーモニーを奏でることで、私たちの身体はうまく機能するようにできているのです。

面白いのは小腸、肝臓、腎臓の末梢時計に関する論文はあるものの、胃はいくら調べても出てきません。ここでも胃は脳と連動している。二台のパソコンで身体が機能していると考えると辻褄が合います。それを裏付けるような結果がゲノム解析で出てきました。

いくつか時計遺伝子があるなかで有名なのはＣＬＯＣＫ遺伝子です。ＣＬＯＣＫ遺伝子に変異があると、朝を迎えて脳がスタンバイ状態になっても、胃の調子がついていけないことがわかりました。胃は中枢時計と連動しているもののＣＬＯＣＫ遺伝子の異常によって、朝の大事なときに調子が悪く食欲が湧かないということになります。じつはわたしは朝がとても弱いのですが、ＣＬＯＣＫ遺伝子を調べてみると変異があり、朝に調子が悪くなるタイプでした。父親も80歳手前で亡くなったのですが、高齢になり最期まで夜型だったので、おそらく遺伝によるものでしょう。

また体内時計が狂ってくると、食べたものを肝臓で解毒し、腸で消化・吸収して全身に栄養を回すという一連のプロセスがタイミングよく働かず、準備していないあいだに、十分に肝臓で無毒化されていない成分が脳にも入ってきてしまう可能性がわかってきました。

脳は血液脳関門というバリアで守られているのですが、予想外の成分が流れ込むことで、このバリア機能が破綻しやすくなります。その結果、脳に毒や有害なものが入りやすくなって、うつ状態や精神神経疾患を引き起こす可能性が示唆されています。

大事なことは中枢時計と末梢時計のズレを「リセット」して鍛えることです。そのためには次の3つの方法を心がけましょう。

①規則正しく起きて日光を浴びる

太陽の光を浴びることで中枢時計のスイッチが入るとされています。爬虫類には第三の目があって、そこに日光が当たるとスイッチが入ります。人間の場合にはそれが閉じていて、そのセンサーである松果体《しょうかたい》が目から光を感じることで刺激され、中枢時計のスイッチがオンになります。朝起きたら、カーテンを開けて日の光を部屋の中に入れるようにしてください。

②規則正しい時間に朝食を摂る

日光で中枢時計を調節したら、末梢時計も合わせましょう。食事、運動、温度変化などが末梢時計を変動させる要因であることがわかっています。朝食を摂ることで消化・吸収に関連する肝臓や小腸の末梢時計にスイッチが入ります。朝起きてから1時間以内に食事をするのがベストだと言われています。

朝は食べられないという人はなんでもいいので、食べものを少し口に入れてみてください。昼食や夕食も、なるべく同じ時間にとるとよいとされています。

また、食事のリズムを正すとグレリンの分泌リズムも安定します。運動量が低下しているマウスにグレリンを投与すると、運動量が上がることがわかっています。規則正しい生活、食事の時間は活動性を高めることにもつながります。

③炭水化物、タンパク質、オメガ３系の脂質を摂る

時計遺伝子をスイッチオンにするのに炭水化物、タンパク質、オメガ３系の脂質がよいとされています。これらを満たすのは、ご飯に焼き魚、納豆に味噌汁などまさに和朝食セットなのです。あるいはツナサンドなど、古今東西において朝の人気メニューですね。栄養バランスのよい食事は種々の代謝のスイッチをオンにするうえでも重要です。

時計遺伝子を鍛えて、胃も規則正しく元気にしてあげましょう。

最高の胃をつくる食事ルール４
温度センサーを活用する

一流シェフの勉強会で、料理を出す温度がとても大事であると強調されていました。２０２１年のノーベル生理学・医学賞で、温度センサーのスイッ

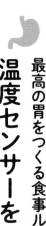

チが発見されて、温度によって細胞の性質が変わることが明らかになってきました。

有名なのは43℃付近でオンになって、「熱い！」と感じさせるTRPV1という温度センサースイッチです。高温（43℃以上）は生命を脅かすので痛みを伴った強い刺激を脳に与えます。

興味深いのは、このTRPV1はトウガラシの辛味成分であるカプサイシンでもスイッチオンになります。辛味は舌の味蕾《みらい》で感じるのではなく、神経で感じています。辛いものを食べたあと、しばらくしてから舌がヒリヒリするという経験をしたことはありませんか？　これは辛味が舌を通ってカプサイシン感受性知覚神経に徐々に浸透するのに時間がかかるからです。わたしも、しっかり口に入れてから遅れて「しまった！」と後悔することが多いです。

ＴＲＰＶ１は43℃を超す熱刺激によって活性化され、カプサイシンでも活性化します。それが知覚神経を介して脳にシグナルを送っているので、辛いものを食べると身体が熱くなって舌に痛みを感じるのです。

辛味を感知するカプサイシン感受性知覚神経は、口腔内だけでなく胃に豊富に存在します。胃粘膜層では胃腺に沿うようにまっすぐにＴＲＰＶ１神経線維が走っています。

ＴＲＰＶ１にスイッチが入ると、胃の血流が増えて胃の調子を整えたり、胃の蠕動《ぜんどう》運動を調節することがわかっています。マウスを使った実験では、カプサイシンが胃の損傷や胃潰瘍を抑制するという結果が出ています。痛みを感知することで細胞は回復しよう、守ろうとしますから、ＴＲＰＶ１の豊富な胃で粘膜保護や血流増加が起こるのは当然の反応です。

裏を返せば、あまりにも辛い刺激が強すぎると修復が追いつかず、胃潰瘍を促進してしまいます。

小さいころからキムチを食べる韓国では胃潰瘍が多く、日本でも胃が荒れているときは辛いものを控えるように医者や薬剤師から指導されます。胃が荒れているとＴＲＰＶ１発現神経が増えていて、辛いものが過剰な刺激となってしまうからです。逆流性食道炎、胸やけ、胃もたれを起こします。とくに逆流性食道炎は日本人に多く、わたしの外来でも患者さんの半分に該当する症状です。胸やけ症状が知覚過敏の方に多く当てはまります。

過剰な刺激物は胃にはよくありません。胃の調子が悪いという人の胃を見たときに真っ赤で大変な状態になっていました。聞けば、辛いものが大好きだと言います。「辛いものは１週間は控えてください。食欲が出てきたり、胃の調子がよさそうだと感じたら、少しずつ好きなものを食べていいですよ」と伝えました。

辛味はどこまでが薬理作用があり、どこまでが神経毒になってしまうのかは研究が進められている最中です。たとえば、夏に辛いカレーを食べるのは、食欲を増進させて胃腸の動きを活発にするという昔からの知恵です。胃を鍛えることができるので、トウガラシはうまく活用していきたい食材です。

一方、「冷たい！」を感じる温度センサースイッチ（TRPM8）も発見されています。こちらは26℃以下で冷感スイッチが入ります。また、涼感成分であるメントールでもスイッチオンになります。

ミントがのっている冷たいデザートを食べたことがあると思いますが、清涼感だけでなく実際にミントの中のメンソールにより、冷感センサーのスイッチを入れる効果があったのです。

２０２２年に興味深い研究が発表されました。冷感センサースイッチＴＲＰＭ８が腸の動きをコントロールしているというものです。94人に対して常温の水と15℃の水をそれぞれ飲んだグループでは、後者のグループの人のほうが腸の蠕動運動が改善しました。

フランス料理のコースはまさに温かい料理と冷たい料理が交互に出されます。最初に胃を活性化させて、次にその下にある腸を活性化させる。一流シェフは温度を操ることで胃腸を動かしていたのです。

最高の胃をつくる食事ルール５

食べる順番はフレンチにヒントあり

ダイエットや健康法において、おかずを先に食べるか野菜を先にするか、つまり「ベジタブルファースト（野菜）か？　プロテインファースト（肉や魚）か？」議論が分かれています。最近は〝プロテインファースト〟の本が売れていて流行だそうです。

しかし、わたしは前菜のサラダ、つまり〝ベジタブルファースト〟を推奨したいと思います。なぜなら、消化・吸収を始めるにあたって、胃腸の準備運動に野菜が適すると考えるからです。

プロテインファースト派の主張は、野菜を先に摂ると胃腸が疲れて満腹になってしまい、重要なタンパク質を十分に摂れなくなって筋力低下につながりやすくなるというもののようです。

しかし、これは裏を返せば同じことで、タンパク質こそ胃腸に負担をかけるので、ビタミン、ミネラル、ポリフェノールが豊富な野菜を十分に摂れない可能性もあります。

牛には4つの胃があると言いました。野菜の消化には時間がかかるということは、少量であれば胃のいい準備体操になるとも言えます。また、取り入れた繊維は後から入ってくる肉や魚を包み込んで消化・吸収を助けてくれます。

人間が利用したもっとも古い野菜はレタスだと言われています。紀元前4000年ごろと推定されるエジプトの古代遺跡の壁画には、レタスと思われるレリーフが見られます。レタスはアレクサンダー大王によってギリシャに伝えられ、その後ローマ帝国の全域に広まりました。「ローマ人はレタスがお好き」という言葉があります。ロメインレタスは文字どおり「ローマ人のレタス」を意味します。

エジプトからギリシャ、ローマに野菜が伝わった紀元前において、ローマ人はサラダを食事の締めとして食べていたと言われています。ところが、なぜか1世紀の終わりには食事の最初に食べられるようになりました。やはり、食事のウォーミングアップとして繊維を摂り、その後、メインの消化・吸収もよくなるということが徐々にわかってきたのでしょう。

料理の順番については、古代ローマ時代からの試行錯誤があり、時代を超えてバージョンアップされ、現代のフランス料理のコース順に反映されていると考えられます。また前述したとおり、温かい料理と冷たい料理の組み合わせによって、胃腸を動かしながら消化をよくして食を楽しむことができるように設計されています。

フランス料理のコースを参考にすれば、自然とベジタブルファーストになります。

では、具体的に食べる順番を見てみましょう。

○オードブル（前菜）

オードブルはスープの前に出される料理です。量は少なくても、彩りのよさなどが優先され、味付けは塩味や酸味などが利いた刺激的なものが多いのが特徴です。食欲を増進させるための役割もありますし、少量の野菜が消化の〝アイドリング〟になります。唾液や消化液を活発に出すための準備運動です。

また、食物繊維がそれ以降に食べた肉や炭水化物などを胃や腸の中でくるみ込み、消化を緩やかにするばかりか、血糖値の急激な上昇を抑えてくれます。

オードブルを直訳すると「作品の外」という意味があり、コース料理は以降のスープからが本番ということになります。

◯ポタージュなどスープ全般

スープにはメイン料理の始まりといった意味があり、「これから最高のおもてなしをします」というメッセージが込められています。最初に少量の冷たい野菜で胃を動かし消化液を分泌して、次に消化のいい温かいスープで身体を温めて次の料理のために胃腸を整えます。

◯ポワッソン（魚料理）

メインは肉より魚から始まるのが一般的です。タンパク質としては、肉よりも魚のほうが消化にいいことを古代ローマ人は知っていたのでしょう。消化のよさを優先した結果から、肉料理より前に提供されるのは理に適っています。

◯ソルベ（氷菓）

お口直し用のシャーベットのことです。温感が続いたので、ここで冷感を入れて胃腸の動きにアクセントを加えることで、タンパク質を食べたあとでも食欲が掻き立てられます。ポワッソンで使われた油やソースの味を消し去り、冷たく甘い食べもので口の中をリセットするという役割もあります。

出てくるタイミングはコースの内容により異なりますが、メインが2品の場合はポワッソンのあとが一般的です。

◯ヴィヤンド（肉料理）

しっかりした味の肉料理です。ここでカロリーも消化に必要なエネルギーも最大化する、まさに「メインディッシュ」です。鶏、豚、牛、羊、鹿のほか、野禽《やきん》類の料理もあります。肉料理を食べ終わった段階で「そろそろお腹いっぱい」という感覚が味わえるように、ここまでの料理ボリュームや味付けが計算し尽くされています。

◯レギューム（生野菜・サラダ）

レギュームはお肉と一緒に出されることが多いのですが、お店によってはオードブルの次に出る場合もあります。犬は肉好きが多いですが、散歩をしていると道端の雑草を食べ始めることがあります。植物は消化に悪いのですが、酸性に傾いた胃を植物のアルカリ性で中和しようとしているのです。ほんの付け合わせ程度の量ですが、サラダはアルカリ性を示す成分が多く、肉料理で酸性に傾きやすいバランスを元に戻す重要な働きをします。ここでも温かい料理のあとの冷感ある品になります。

○デセール（デザート）

デセールは、フランス語で「お皿や料理を片づける」という意味です。メインの料理をきれいに片づけたあと、専用のカトラリーで運ばれて味だけでなく、見た目も楽しんでもらえるように工夫されています。また、甘いものには血糖値を上げて満腹感を助長することに加え、糖分により消化管の内分泌ホルモンが活性化して消化・吸収を活発にすることもわかっています。

○カフェ（コーヒー）、プチフール（小さな菓子）

フルコースのラストは、コーヒーと一口サイズの小さなお菓子です。カフェインには過敏になった神経を麻痺させることによるリラックス効果があり、コーヒーに含まれるクロロゲン酸には、脂肪燃焼の効率を高める効果もあります。

余談ですが、カフェインは虫や昆虫にとっては毒です。コーヒーの実が、むやみに虫や昆虫に害されるのを防ぐための生存戦略です。カフェインを摂るとトイレに行きたくなるのは、人間にとっても非常に弱いながら毒なので、排泄しようとする生理作用が働きます。虫では神経がやられて動けなくなりますが、人間においては〝ほどよく〟神経が麻痺してストレス緩和になると考えられます。ちょうどお酒のアルコールで神経が麻痺してストレス軽減になるのと似ていますね。

ちょっとした刺激を与えることで、その後のリラックスがやってきます。小さなお菓子と一緒に味わいつつ、ゆったりとした気持ちで食後の雑談を楽しめるのです。

フランス料理は、夏でも基本はホットコーヒーが用意されています。ここでも冷感の続いたメニューに最後は温かいコーヒーで締めくくる工夫がなされているのです。

このようにフランス料理はとても合理的で、消化・吸収における最適な流れを組んでいます。温度センサーについては、２０２１年のノーベル生理学賞で明かされたばかりです。古代ローマ人から続く人類の知恵には驚かされます。

最高の胃をつくる食事ルール６

胃の調子に合わせて食材や調理方法を考える

日本人からすると、インド人は毎日カレーを食べていると思っていますが、じつはインドにカレーはありません。カレーは英語です。インドのドラヴィダ語に野菜・肉・食事・おかずを意味する「カリ」という言葉があり、そこからカレーが英語圏に広まったと言われています。

アーユルヴェーダにおけるインド4000年以上の料理の知恵では、カレー（本場インドでは煮込み料理としてサーグ、コルマなどと呼ぶそうです）はその日の状況や体調により香辛料を変えるそうです。わたしが以前観たインドのロケ番組では、インドの家庭で子どもや夫の体調を考えて、母親が20皿以上から香辛料を選んだり、その場ですり潰したスパイスを調合していて衝撃を受けました。

これは、私たちにも応用ができるでしょう。その日の胃の調子で食材や調理方法を変えて、負担なく体調に合わせてメニューを考える工夫です。

コンニャク、油揚げや厚揚げ、海藻類、キノコ、タコやイカ、ハマグリやシジミなどの貝類……。先に述べたとおり、和食には消化の悪い食材が結構使われています。これらのいい栄養素を逃すのは惜しいので、調理方法を変えて、負担なく取り入れる工夫が必要です。

たとえば、胃に負担のかかる塩分は控えめにして、出汁やポン酢で味付けをする。脂の多い魚（さば、あじ、ぶり、マグロのトロ、いわし）や肉（豚バラ、豚ロース、牛カルビ、牛ひき肉、ベーコン）は避けたり、どうしても食べたいときは、しゃぶしゃぶにして脂を落としてから食べる。脂溶性のビタミンであるビタミンDやリコピンを一緒に摂って、脂の吸収をよくするといった工夫ができます。

イタリアではリコピンの豊富なトマトをたくさん使います。オリーブオイルなど油を使う分、油に溶けやすい成分を同時に摂取しているのです。

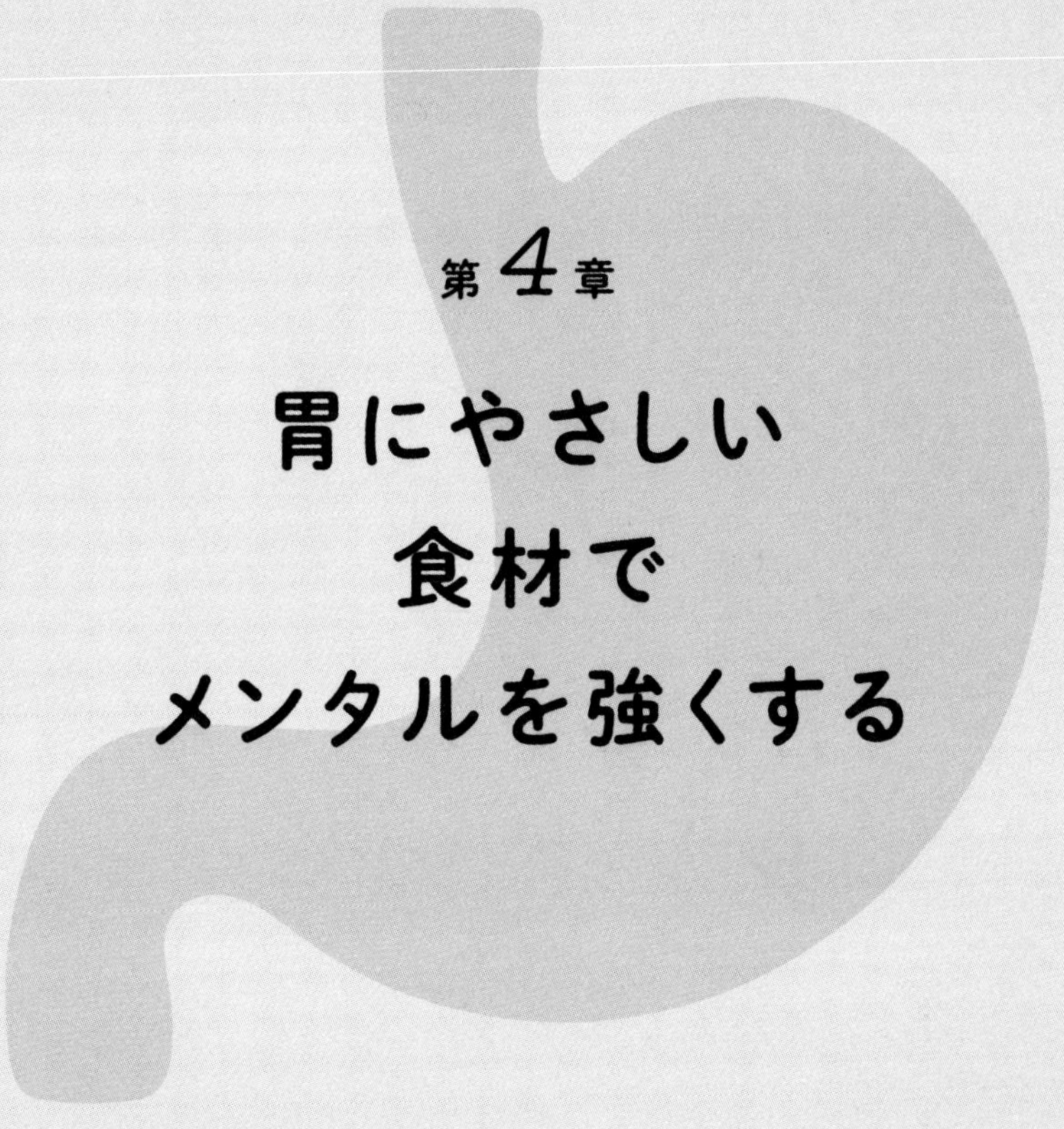

第4章

胃にやさしい食材でメンタルを強くする

嫌な気持ちを消すために摂りたい栄養素

私たちの脳は大変厳密に管理されていて、〝血液脳関門〟というバリアがあり、有害なものをブロックしたり、脳の中の不要な物質を排出しています。
また大量に脳に入ると麻薬中毒のような症状を引き起こすドーパミンといった快楽物質、血圧を上げるアドレナリン、ノルアドレナリンといったホルモンもブロックされています。

脳のエネルギーになるものはおもにブドウ糖ですが、最近ではケトン体という飢餓状態になると増える物質も、非常事態時の脳のエネルギー源として注目されています。

脳は体重の約2％しか重量がないのに、エネルギー消費量は全体の約2割と非常に大量のエネルギーを必要とします。

ブドウ糖が足りなくなる（低血糖状態）と恐怖、不安、怒りなどの否定的感情が起こりやすくなります。血糖異常はうつ症状を引き起こしますが、これにはビタミンやミネラルの欠乏も関係しています。

ビタミンは脳の機能を維持するために重要な栄養素です。脳はブドウ糖をそのまま使うのではなく、ATPという形に変換してエネルギー源としています。このエネルギー代謝で必要とされるのがビタミンB1（チアミン）、ビタミンB2（リボフラビン）、ビタミンB3（ニコチン酸）などです。

また、ビタミンB6（ピリドキサール）、パントテン酸、葉酸は神経伝達物質を合成するときに使われます。

ビタミンが欠乏すると、エネルギーがうまく回らないので疲れやすくなったり、不安感から過敏となり、怒りっぽくなります。

ビタミンＢ１は脳内でブドウ糖を水と二酸化炭素で分解してエネルギー変換する際に必要です。〝道徳ビタミン〟とも呼ばれ、ビタミンＢ１が不足すると攻撃的になり、協調性や道徳性が低下します。

ビタミンＢ１は穀類の胚芽、牛肉、豚肉、ナッツ類、豆類などに多く含まれます。

ビタミンＢ３も脳のエネルギー代謝には必須の栄養素です。肝臓ではビタミンＢ３が合成されますが、脳内ではつくられません。欠乏すると、うつ症状、情緒不安定、刺激に対する感受性が増す、短期記憶が悪くなるといった症状が出ます。ビタミンＢ３は酵母に豊富で、牛肉、ナッツ類、豆類、穀類、魚肉に含まれます。

ビタミンB6は神経伝達物質を合成する際の補酵素として働きます。欠乏するとイライラ、記憶力低下などが起こります。肉、魚に多く、野菜、果物類にはほとんど含まれません。

うつ病患者の治療に使われることもある葉酸も脳機能の維持には不可欠です。葉酸が豊富な葉物野菜を積極的に摂りたいものです。

ビタミンは脂溶性と水溶性があり、脂溶性ビタミンであるビタミンAやビタミンDは脳に届きます。ビタミンCも調節されながら通ります。分子量の大きいビタミンEだけは脳に届きにくいようです。

水溶性ビタミンであるビタミンB1、ビタミンB2、ビタミンB12などは容易に血液脳関門を通過しますが、ビタミンB6はこの関門を通過しにくく、脊髄液を介して脳内に移行することがわかっていて、多くのビタミン類は食べたり飲んだものがいずれかの経路にて、最終的には脳内にそのまま届くことになります。

脳にも胃にもいい栄養素

ミネラルは不思議なことに、身体に有益な亜鉛やセレン、カリウムなどが速やかに脳に届きます。海水の成分はカリウムが多いのですが、細胞内の成分もカリウムは同様に多いです。生物が誕生した起源が海であることに関連しているのかもしれません。

他方、有害かもしれないアルミや、脳が塩漬けにならないようナトリウム（塩化ナトリウム）は血液脳関門を通過できません。

ただ、最近の研究ではマグネシウムやカルシウム不足になると、血液脳関門が壊れてアルミが入って、アルツハイマー型認知症のリスクが上がると言われ始めました。ラットを使った実験では、マグネシウムは脳浮腫を軽減し、血液脳関門そのものを保護するのに役立っていることがわかっています。

ですので脳によい食材で胃の細胞も元気にしてくれるのは、ビタミン豊富な食材と健康ミネラル（マグネシウム、亜鉛、カリウム、セレン）に富んだものになります。

反対に水銀のような有害物質が入ってしまうと、頭がぼーっとして思考力も落ちます。

産業医として定期的に工場巡視をしていたとき、水銀中毒になっている方を何人か診ていましたが、ぼんやりとしていて頭がうまく働いていないようでした。水銀を解毒するためにはセレンを摂りたいです。

亜鉛は記憶や感覚などの脳神経の情報伝達を調節する役割があります。アルツハイマー型認知症になると海馬の亜鉛量が少なくなります。亜鉛が欠乏すると学習記憶障害、嗅覚障害が起こります。ホヤには亜鉛やセレンが豊富に含まれています。

また、脳は水分を抜くと半分は脂質（リン脂質、糖脂質、コレステロールなど）でできています。

脳内のブドウ糖とタンパク質からリン脂質は合成されます。ただ、体内合成されない脂質（アラキドン酸、リノール酸、リノレン酸などの必須脂肪酸）は食事により、脳への補給を心がけなければいけません。

大豆や魚油は必須脂肪酸の含量が高く、青魚に含まれるドコサヘキサエン酸（DHA）、エイコサペンタエン酸（EPA）も血液脳関門はよく通過し、これらを摂取すると認知機能の改善につながり、記憶力・学習力の向上がみられる報告があります。

細胞を元気にするファイトケミカル

国立がん研究センターがおこなった解析では、日本人約19万人を対象に平均約11年間追跡調査した研究で野菜をもっとも多く摂取している群は、していない群と比較して、胃の下部に起こる胃がんの発症率が0・78倍と有意に低いことが明らかになりました。これは野菜や果物の抗酸化作用によるものだと考えられています。

面白いのは、女性ではこの関連性はなかったことです。女性は男性と比較して、野菜を摂っていて、リスクになるほど不足していなかったとみられています。

ここからわかることは、野菜は食べれば食べるほど予防になるわけではありませんが、不足すると胃がんのリスクを上げてしまうのです。意識して摂りたいものです。

胃に限らず細胞のアンチエイジングとして期待できるのが野菜などの植物に含まれるファイトケミカルです。

植物は移動することができません。自分で自分の細胞を守るための有効成分をつくっています。それがファイトケミカルです。ヒトが取り入れることで活性酸素やフリーラジカルによる酸化を防止し(抗酸化機能)、老化やさまざまな病気のリスクを低下できますし、細胞自体を元気にしたり活性化する成分も含まれています。具体的には免疫機能や解毒作用、寒暖差に負けないよう細胞を守る成分などさまざまです。

ファイトケミカルで有名なのはにんじんのβ - カロテンやブルーベリーのアントシアニンです。近年はどんどん新しいファイトケミカルが発見されていて、1500種類を超える数が見つかっています。

抗酸化物質は脳内に速やかに移行して脳細胞の酸化を防いでくれると思われがちですが、水溶性か脂溶性か、あるいは物質の性質によっては血液脳関門を通過できないことがあります。代表的なのは脂溶性で分子量の大きいビタミンEです。脂溶性自体は血液脳関門を通過しやすいのですが、分子量が大きいので通過できないのです。

しかし最近では、血液脳関門を通れなくても関門のバリアを保護してくれることがわかってきました。ですから、脳まで届かなくてもしっかり関所を堅めてくれて門番体制を強化してくれそうです。

代表的なファイトケミカル

ポリフェノール（フラボノイド系）	アントシアニン類	ブルーベリー、ブドウ
	イソフラボン類	大豆
	フラボン類	セロリ、パセリ、ピーマン
	フラバノール（カテキン）類	緑茶、果実類、カカオ
	フラボノール類	ブロッコリー、タマネギ
	フラバノン類	柑橘類の果皮
カロテノイド	α-カロテン	にんじん、かぼちゃ
	β-カロテン	にんじん、かぼちゃ、トマト
	β-クリプトキサンチン	ミカン、ほうれん草
	リコピン	トマト、スイカ
	ルテイン	ほうれん草、ブロッコリー
	ゼアキサンチン	かぼちゃ、トウモロコシ、モモ
含硫化合物	イソチオシアネート系	大根、ワサビ
	システインスルホキシド系	タマネギ、キャベツ

ですので、これからご紹介する抗酸化物質はいろいろな作用で脳にもよい影響が期待できます。

野菜の抗酸化力(DPPHラジカル消去活性)

食品	DPPHラジカル消去活性 (Trolox相当量:μmol/100g)
きゅうり	23
小松菜	170
ズッキーニ	28
大根(浅尾大根)	49
トマト	43
野沢菜	133
ブロッコリー	388
ほうれん草	107
水菜	177
モロヘイヤ	2685
じゃがいも(男爵)	61

ファイトケミカルがどれだけ抗酸化力をもっているかを測る数値のひとつにDPPHラジカル消去活性があります。

緑黄色野菜を食べなさいと言われますが、ファイトケミカルが野菜の色味、渋み、辛味などだからです。上表ではモロヘイヤやブロッコリーなど緑の濃い野菜で抗酸化力が強いことがわかります。

危ない食品添加物

脳と胃にいい栄養素を紹介してきましたが、リスクも考えてみましょう。亜硝酸塩を含むハム、ソーセージ、ベーコンは加工肉として摂取量と発がんに相関があるデータが国内外で次々と示されており、その他の保存料や増粘剤、安定剤との相互作用もあり、疫学的な裏付けや発がんのエビデンスについて調査が進められています。

ＷＨＯはハムやソーセージ、ベーコンなどの加工肉を1日に50ｇ食べると大腸がんになるリスクが約18％高まると発表しています。見た目をよくするために使われる発色剤（亜硝酸Ｎａ）と胃酸が反応して発がん性のあるニトロソ化合物となり、発がん性のリスクが高まると以前から議論されています。

一時期は野菜にもある程度硝酸は含まれるので問題視されてきませんでしたが、最近では赤身肉や加工肉の摂取が大腸がんの発症リスクとなるデータが増えつつあります。韓国では食の欧米化により、加工肉がたくさん入ってきたことで大腸がんが急増したと言われています。

一方、ソーセージで有名なドイツは加工肉の摂取量と大腸がんは比例しません。これには古くからの方法でつくられていることが可能性のひとつとして考えられています。

胃がんのほとんどはピロリ菌感染により変化した粘膜（萎縮粘膜）が原因であると前述しましたが、萎縮粘膜の状態でもなぜか発がんする人としない人がいます。愛知医科大学は、ピロリ菌に感染している人では、生まれてから

85歳までに胃がんに罹る確率を男性で17・0％（約6人に1人）、女性で7・7％（約13人に1人）と推定しています。かなり高率と考えられますが、逆に6人中5人は発がんしないのは、おそらく食事や生活習慣による違いだと考えられます。

ボクシングで言う〝ワンツーパンチ〟でノックダウンしやすいように、ピロリ菌により胃の粘膜がダメージを受けている状態で加工食品をよく食べていたり、喫煙の習慣があると2回目のパンチを食らってしまうと、がん化の引き金になるということです。

スナック菓子、ドレッシング、冷凍食品、ホットケーキミックス、ジャム、パン、ハム・ソーセージ、練りもの、ソース・たれ……。味、見た目、食感をよくするために現代ではありとあらゆる食品に食品添加物が入っています。

たとえば、食品にでんぷんを加えると、もちもち、サクサクと食感がよくなります。しかし、でんぷんは低温になるとボソボソとして水分も失われてしまいます。

そこで、でんぷんを安定させるために加工剤を加えた食品添加物がつくられました。それが加工でんぷんです。加工でんぷんは12種類あり、加工剤が石油でつくられているものもあります。欧州食品科学委員会（SCF）では発がん性が高いため、5歳以下に使用禁止や制限されているものの、日本ではなぜか安全性に問題がないとされて、年齢関係なく使われています。表示義務もなく、加工でんぷんと一括表示されています。増粘剤、安定剤、ゲル化剤、糊料、乳化剤として加工でんぷんが用いられるものもあります。

食品添加物については、国が許可しているのだから安全だろうと高を括るのは早計です。世界では基準が違うということも認めたうえで、自分の健康を守るために何を食べるのかを選んでいただきたいです。

罪滅ぼしのサプリメントは不健康を招く

「加工食品はおいしいので制限したくない。代わりに健康サプリを多く飲んでいます」という話を聞くのですが、さらに不健康になっていく可能性があります。

たとえば、保存剤それ自体は軽微なリスクでもビタミンCと反応すると発がん性が出る可能性があります。厚生労働省はビタミンCと安息香酸という保存剤を同時添加した清涼飲料水に発がん物質ベンゼンを確認し、メーカーが自主回収をおこなう事態となりました。

健康を害するような行動をとっていて、その罪滅ぼしをすると反対に悪化するかもしれないのです。

アメリカではタバコのフィルターをビタミンEコーティングのものに変えたら、肺にドロドロとした老廃物が溜まって呼吸障害を起こすことが報告されています。

喫煙者がβ - カロテンの抗酸化力に期待してサプリメントを服用したところ、逆に肺がんが増えたというフィンランドの疫学調査もあります。

お酒をよく飲むのでウコンを多量に摂取していたら、かえって肝臓の機能が低下したなど、罪滅ぼしの弊害は枚挙にいとまがありません。

サプリメントで補助しているから加工食品を気にせず食べても安心だろうではないのです。何かで不健康の埋め合わせをするより、最初から有害なものはなるべく摂らない、入れないのがいちばんの健康対策です。

胃はアルコールに弱い

あるテレビ番組で、ハーバード大学の研究チームが胃の粘膜細胞を培養し、そこに高濃度のアルコールを加えて〝過度の飲酒状態〟にするとどうなるか実験をしていました。顕微鏡でリアルタイムに観察すると、胃の粘膜細胞はどんどん破裂して細胞が壊れていくのです。なんとか負けないようにどんどん細胞分裂を繰り返して復元しようとしているのですが、それを見ていたら「胃はアルコールに驚くほど弱い。必死になって胃の細胞たちは復活してくれているんだ」と、これまでのたまの深酒を反省しました。

胃は必死になって再生を繰り返してお酒で傷んだ粘膜を修復してくれているのです。これは胃に限ったことではないでしょう。

私たちの不健康な習慣に知らないところで、全身の細胞ががんばってくれていると考えたら、少しでも細胞に負担をかけない生活を心がけたいものです。

胃の細胞はアルコールに弱いということを裏付ける論文が発表されています。2023年3月に「ネイチャー・ジェネティックス（Nature Genetics）」に発表されたもので、胃がんの原因はピロリ菌感染がほとんどであるとお話ししましたが、それ以外の因子として、飲酒による遺伝子変異が、びまん性胃がんという予後の悪い発がんと関連があることを世界初で突き止めたもので、やはりアルコールにより胃がやられやすく、予後の悪い胃がんを発症する危険性が示されました。

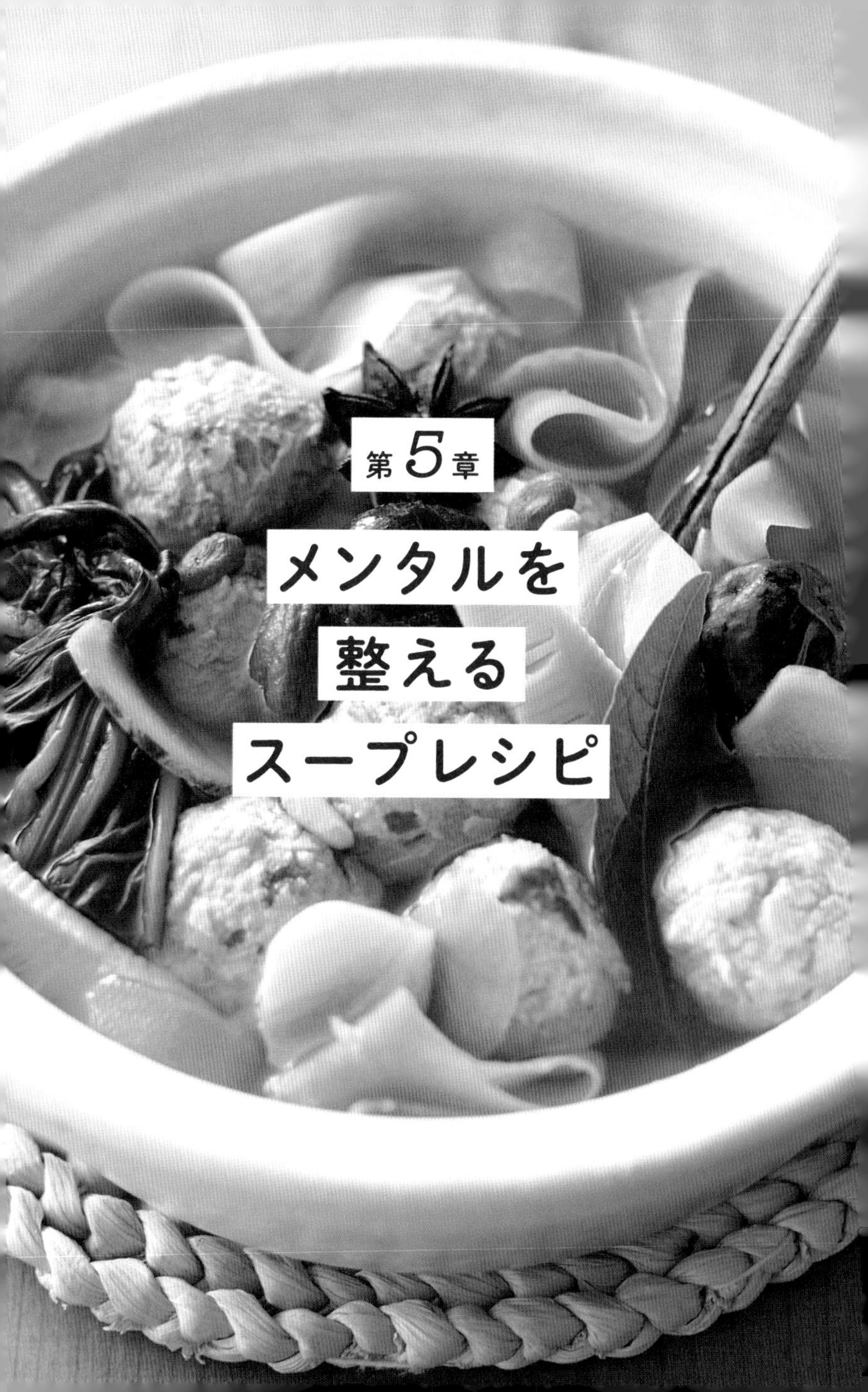

第5章

メンタルを整えるスープレシピ

消化の良い食品

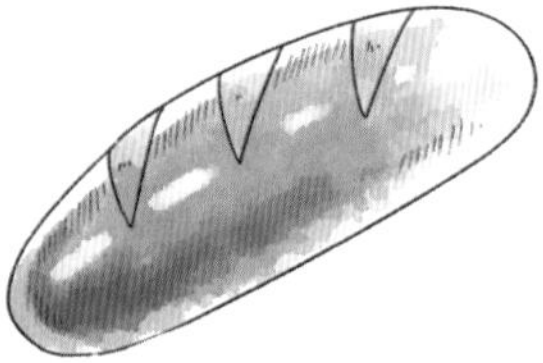

お粥・麺・パン

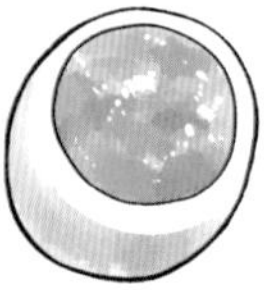

半熟卵

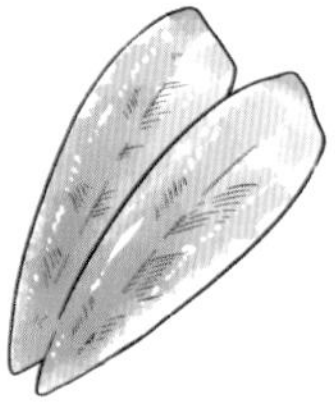

豚ヒレ肉、赤身ひき肉、
鶏ささ身

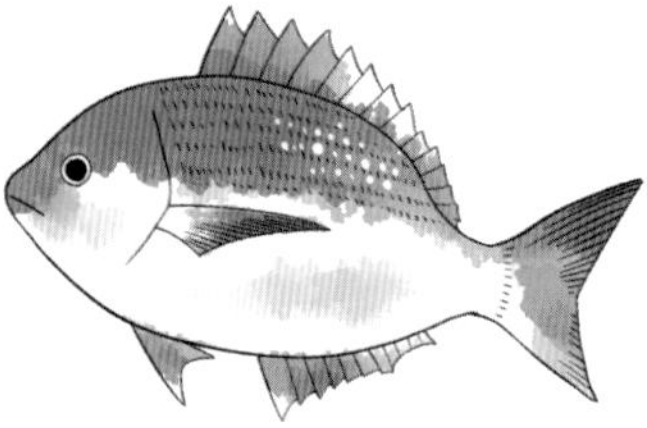

白身魚（カレイ、タラ、
鯛、サワラなど）、サケ

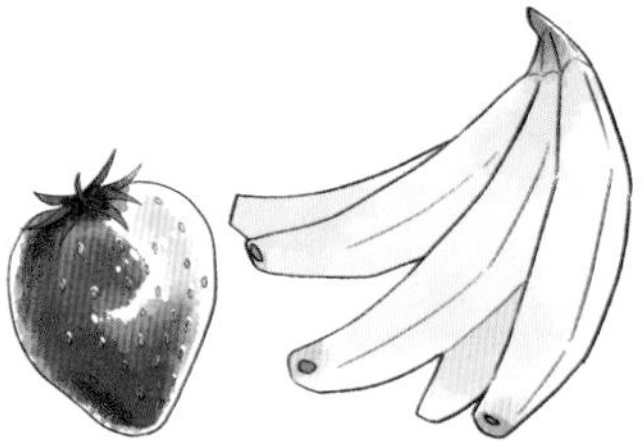

りんご、バナナ、
もも、いちご

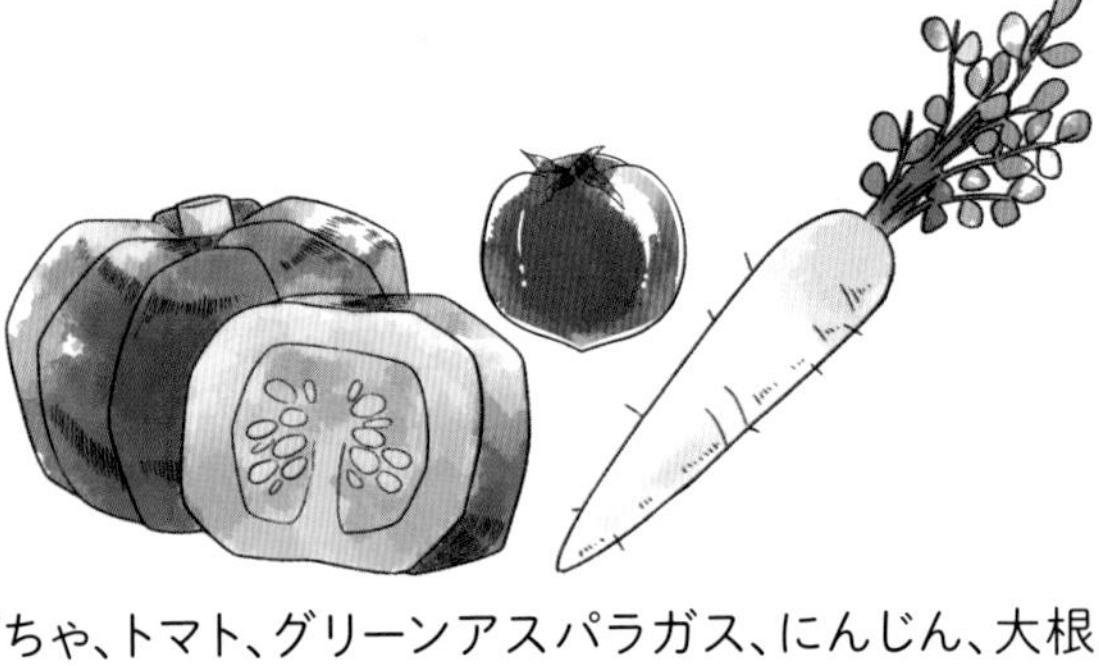

かぼちゃ、トマト、グリーンアスパラガス、にんじん、大根、
かぶ、キャベツ、白菜、ほうれん草、小松菜、ブロッコリー、
カリフラワー、里芋、長芋

工夫をすれば消化が良くなる食品

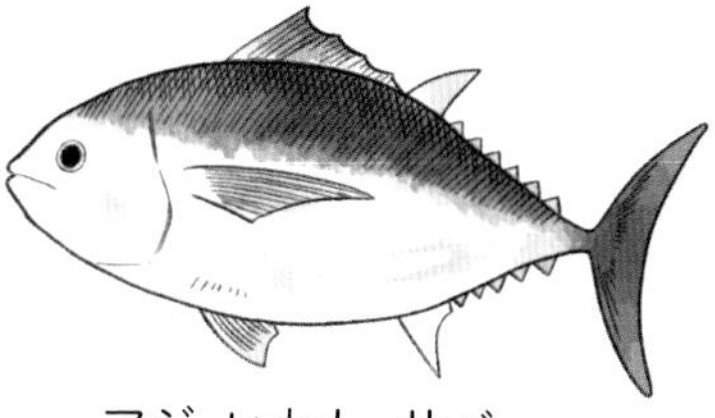

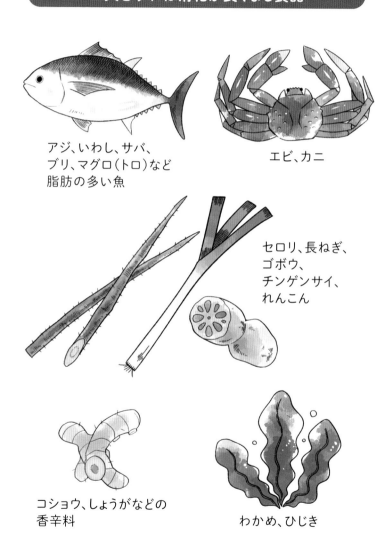

アジ、いわし、サバ、
ブリ、マグロ（トロ）など
脂肪の多い魚

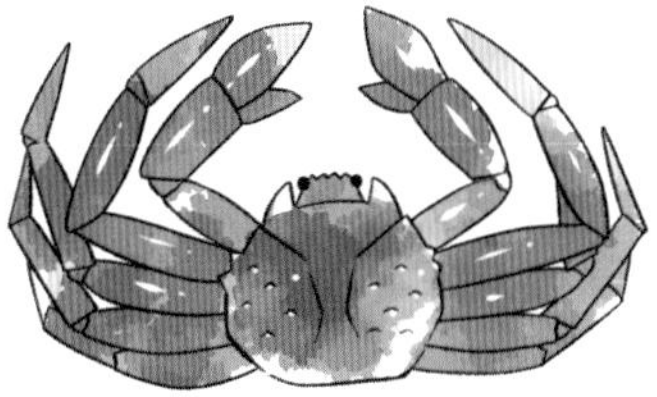

エビ、カニ

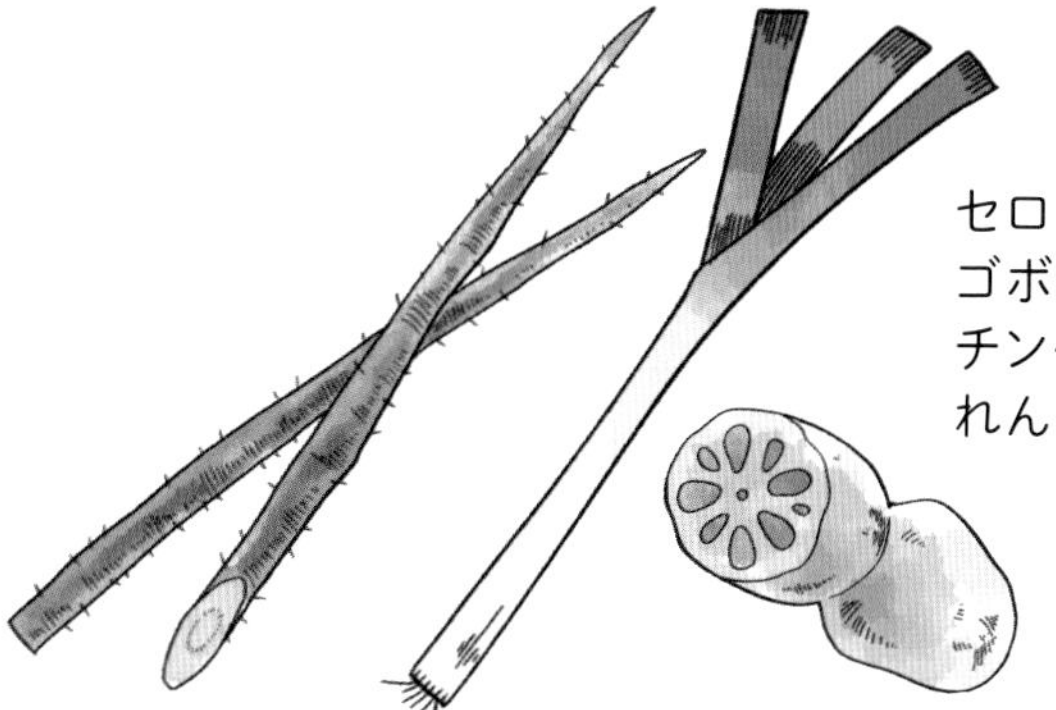

セロリ、長ねぎ、
ゴボウ、
チンゲンサイ、
れんこん

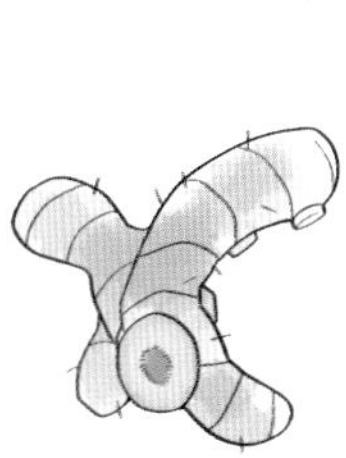

コショウ、しょうがなどの
香辛料

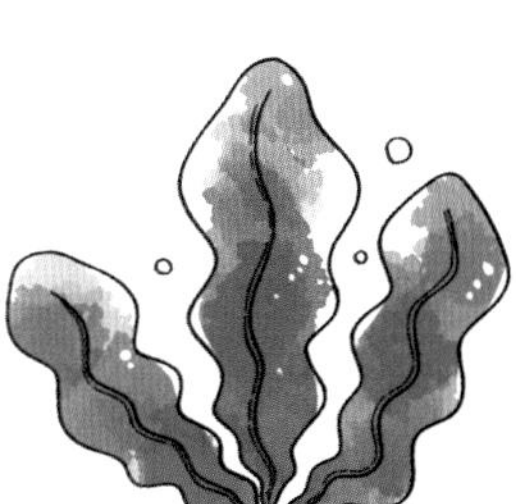

わかめ、ひじき

消化に悪い食品

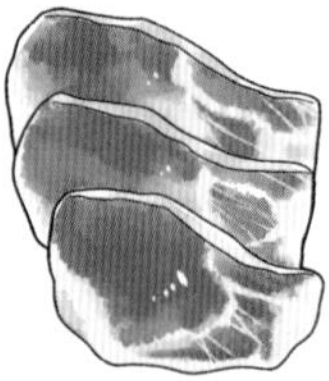

豚バラ肉、豚ロース肉、
牛カルビ肉、牛ひき肉、
ベーコン

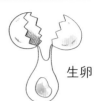

生卵

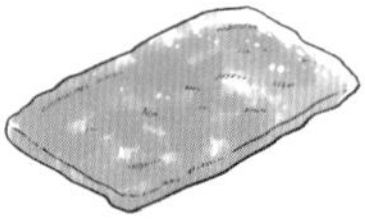

油揚げ、厚揚げ、
がんもどき

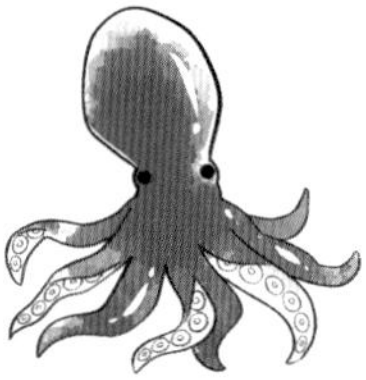

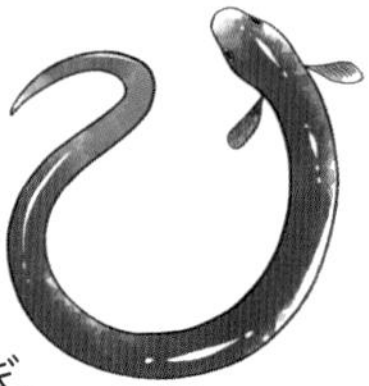

タコ、イカ、うなぎ、
貝類（アサリ、ハマグリ、シジミ）

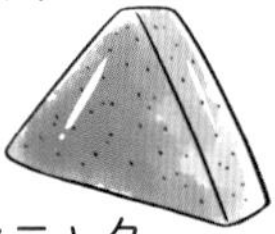

コンニャク

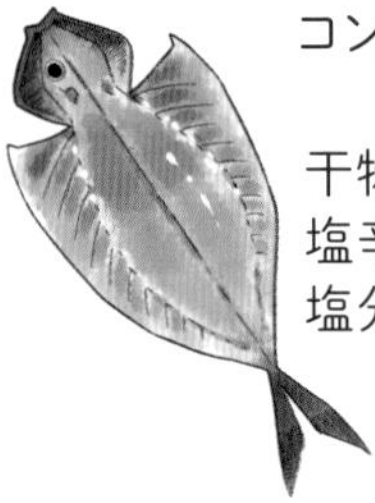

干物、漬け物、
塩辛、佃煮など
塩分の高い食品

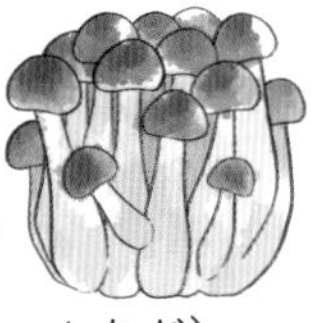

キノコ類
（しいたけ、
しめじ、
マッシュルームなど）

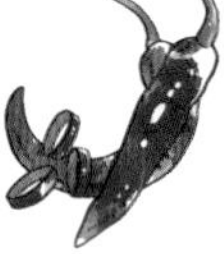

赤唐辛子、カレー粉などの
香辛料

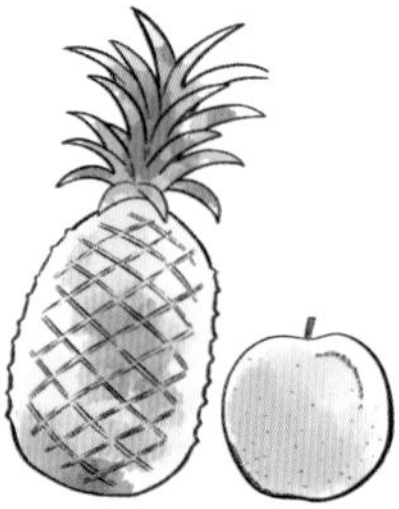

パイナップル、
梨、柿

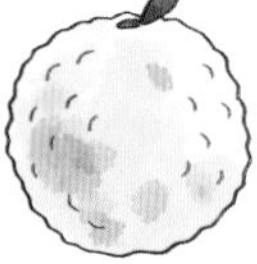

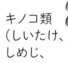

レモン、夏みかん、
柚子などの柑橘類

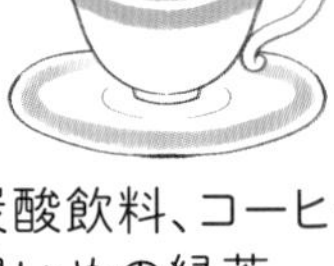

炭酸飲料、コーヒー、
濃いめの緑茶

消化に良い食品、悪い食品

消化に良い食品と消化に悪い食品を紹介すると、和食でよく使われる食品（干物、佃煮、貝類、厚揚げ、コンニャクなど）を食べてはいけないのかと思われがちですが、栄養効果を期待すれば胃の調子と相談しながら、好き嫌いせずになんでも食べてもらいたいです。

旧約聖書によれば奴隷制度があった時代、奴隷たちは厳しい労働環境を生き抜くために、いざという時にはタマネギを食べたそうです。タマネギは繊維が多く消化にはあまりよくない食材ですが、タマネギに含まれるアリシンは胃酸の分泌を促進したり、抗酸化作用が期待できます。またケルセチンも多く含まれ、最近はお茶に含まれる〝○○ゴールド〟として降圧、抗炎症、抗肥満効果のあるすごい成分として紹介されています。すりおろしたり、煮込んだり、工夫をして食べたいものです。

たけのこに含まれるチロシンは意欲の源になるドーパミン、ノルアドレナリン、アドレナリンという神経伝達物質の原料となります。また、アスファルトを突き破るほどの成長因子をもっているので、消化に悪いですが、細かく切り刻んでよく煮込んで取り入れたいものです。

ほうれん草に含まれるエクジステロンは筋肉増強作用があり、濫用についてドーピングの監視対象物質とされるほどです。漫画ポパイの伝説はほんとうだったのです。そのほか、大豆(豆乳)、小松菜も取り入れたい食材です。

野菜に含まれる脂溶性ビタミン(A、D、E)、水溶性ビタミン(B群、C)、ミネラル(鉄、亜鉛、セレン、マグネシウム)……。どれも数億年前から細胞を元気にするために欠かせない栄養素と考えられています。

胃の健康を考えたときには、消化に良い悪いの2軸では不十分です。栄養素も考えて何を食べるかを選択してもらいたいと思います。つまりは、消化に悪い食品だからNGではなく、調理の工夫しだいなのです。

胃にやさしく食べるためには調理法が重要です。油で簡単に炒めるのはお勧めしません。油炒めで胃もたれする。さらに短時間炒めただけでは野菜の繊維が残ったままになります。植物には細胞壁があります。これをいかにうまく壊して栄養素を抽出するか考えたときに、わたしはスープやお粥を勧めています。

温度にこだわる

２０２１年のノーベル医学生理学賞受賞〝温度センサースイッチの発見〟はすでに話しましたが、43℃以上の温度やカプサイシンの刺激を温度センサースイッチのＴＲＰＶ１が察知すると、胃のぜん動運動が活発になることがわかっています。これは温度により細胞にスイッチが入ったと考えられます。

また、翌２０２２年には冷感を感じるＴＲＰＭ８が26℃以下の温度かメントールでスイッチオンになって、腸を動かすことが世界ではじめて日本人の研究者により突きとめられました。温かいものと冷たいものを交互に食べることで胃腸をうまく刺激できるのではないでしょうか。温度差を楽しみながら食べることで、胃腸の働きも活発になりそうです。

豚肉団子の薬膳鍋

材料（2人分）

- 豚ひき肉…200g
- A
  - たけのこ水煮（みじん切り）…50g
  - パクチー（みじん切り）…1/2本
  - 卵…1個
  - クミンパウダー…小さじ1/2
  - 塩…小さじ1/3
- 大根…10cm分
- にんじん…1/2本
- ほうれん草…1/2束
- たけのこ水煮…1/2本
- B
  - しょうが（うす切り）…1かけ分
  - にんにく…2かけ
  - シナモン…1/2本（パウダーなら小さじ1/4）
  - ローリエ…1枚
  - 八角…1個
  - ナツメ…2個
  - クコの実…大さじ1
  - 松の実…大さじ1
  - 干ししいたけ…2個
- 水…2ℓ
- 塩…適量

1. 鍋に水2ℓと**B**を入れて20分煮る。塩少々で味をととのえる。
2. ボウルに豚肉を入れ、**A**を入れてよく混ぜて肉団子を作る。
3. ほうれん草は長さ半分に切る。大根とにんじんは10cm長さに切り、スライサーなどで薄切りにする。たけのこを薄切りにする。
4. **1**に**2**と**3**を加えて煮込む。

※たけのこを薄切りにして鍋の具に、みじん切りにして肉団子に、とダブル使いで楽しめます。

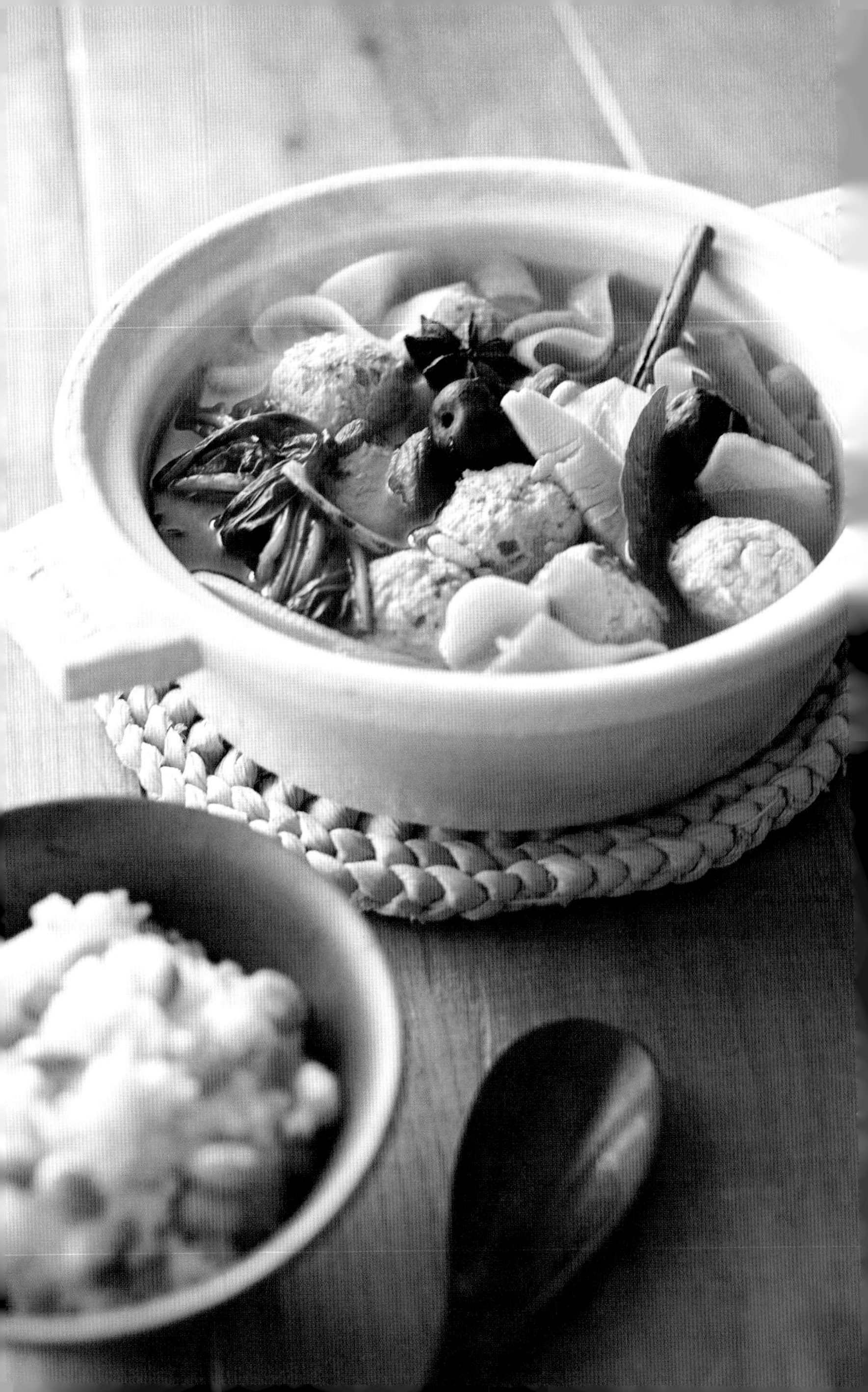

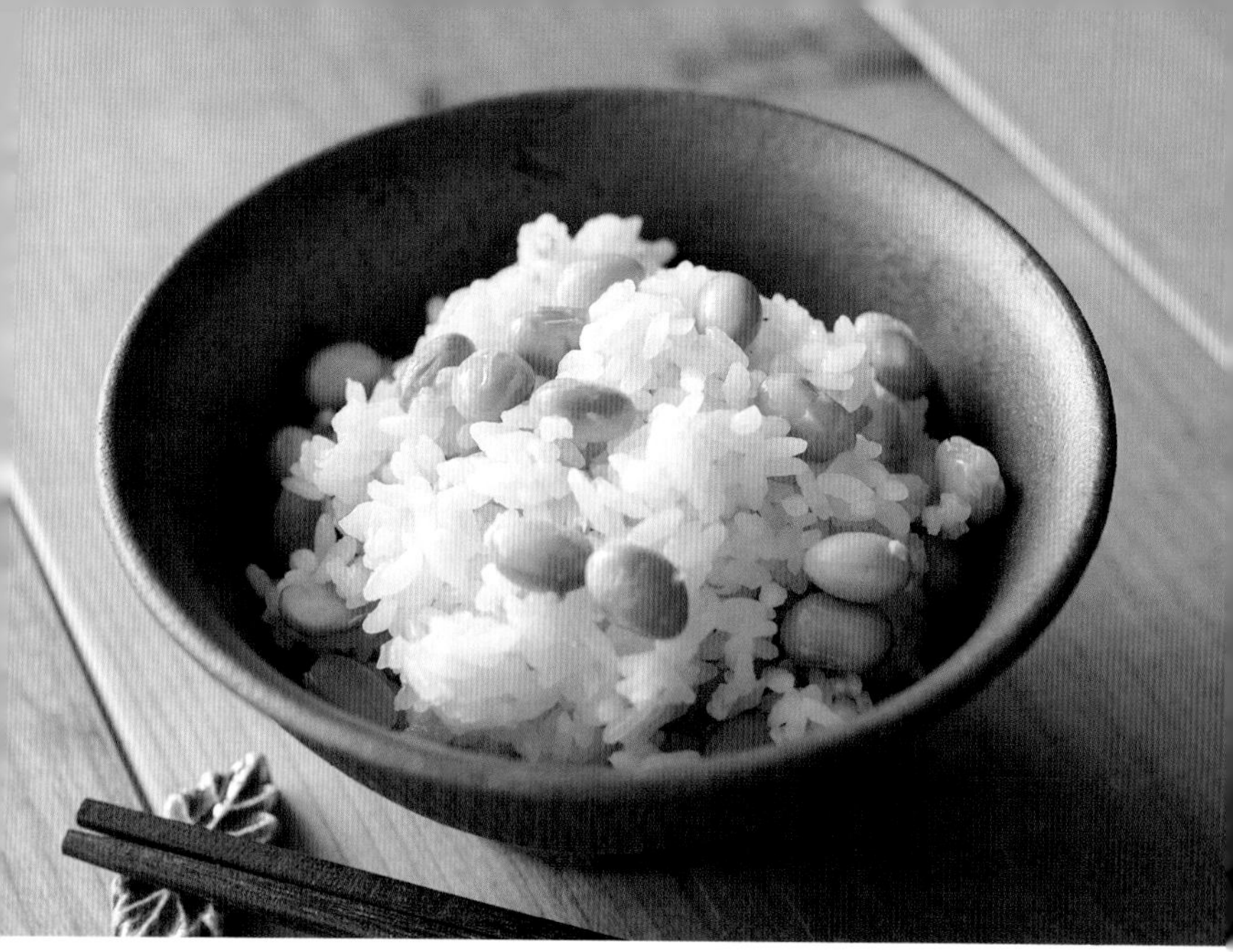

大豆ごはん

材料（2人分）

・米…1合
・大豆（水煮缶）…1/2缶
・塩…適量

1. 米をとぎ、炊飯器に入れて目盛りどおりに水加減する。
2. 大豆と塩ひとつまみを入れて炊飯する。

塩以外の調味料で味付けを

塩分が高めの食事をしている地域は胃がんの罹患率が高いと述べました。出汁やスパイスなどを活用して、塩に頼らない味付けをしたいものです。

古代エジプトでは、永遠の肉体を保つためのミイラをつくる過程において、シナモンなど多くの薬草が使われて、それがギリシャやローマに伝わり、ヨーロッパに広がるころにはハーブ類として親しまれてきました。ハーブ類を生きているあいだに摂ることで少しでも永遠に近づきたい、という願いが今でも込められているのではないでしょうか。

また古代インド原産のターメリックに含まれるポリフェノールのクルクミンはカレー粉としても有名ですが、クルクミンは血液脳関門を通過して、脳に直接作用します。抗酸化、抗炎症効果、記憶力アップ、気分を高めるといった効果があります。研究によってうつ症状の改善も明らかになっています。

ハーブ類やカレー粉をうまく使うことで、味付けにも健康にもよい効果が期待できます。

カレー海鮮鍋

材料（2人分）

- タラ…3切れ
- カリフラワー…1/2個
- じゃがいも…大1個
- しょうが…1かけ
- にんにく…1かけ
- 塩、こしょう…適量

A
- カレー粉…大さじ1
- クミンパウダー（あれば）…小さじ1/2
- コリアンダーパウダー（あれば）…小さじ1/2
- 顆粒コンソメ…小さじ1
- 塩…小さじ1/3

- パクチー…適量

1. タラは3等分に切り、塩、こしょうをふる。
2. カリフラワーは小房に分ける。じゃがいもは一口大に切る。タマネギ、しょうが、にんにくはうす切りにする。
3. 鍋にオリーブオイルを熱し、タマネギとしょうが、にんにくを炒める。タマネギがしんなりしたら水1ℓ、**A**を加えて煮立てる。
4. タラ、カリフラワー、じゃがいもを入れて15～20分ほど煮る。パクチーを添える。

※Aの調味料の代わりにカレールウでもOK。普通のカレーよりは薄めにさらりと仕上げるようにしてください。もしもあれば、クミンやコリアンダーを加えるとより健胃作用が期待できます。

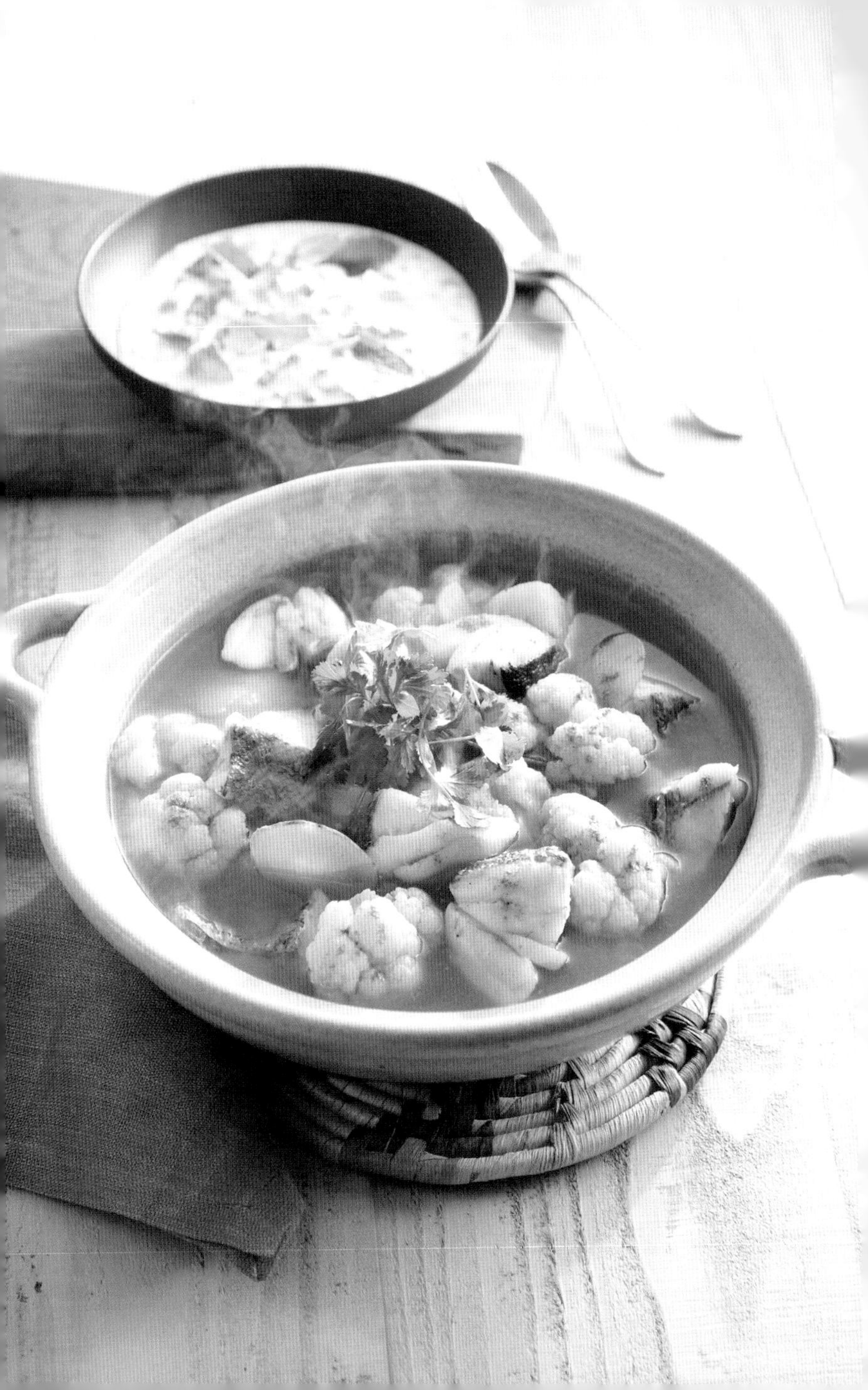

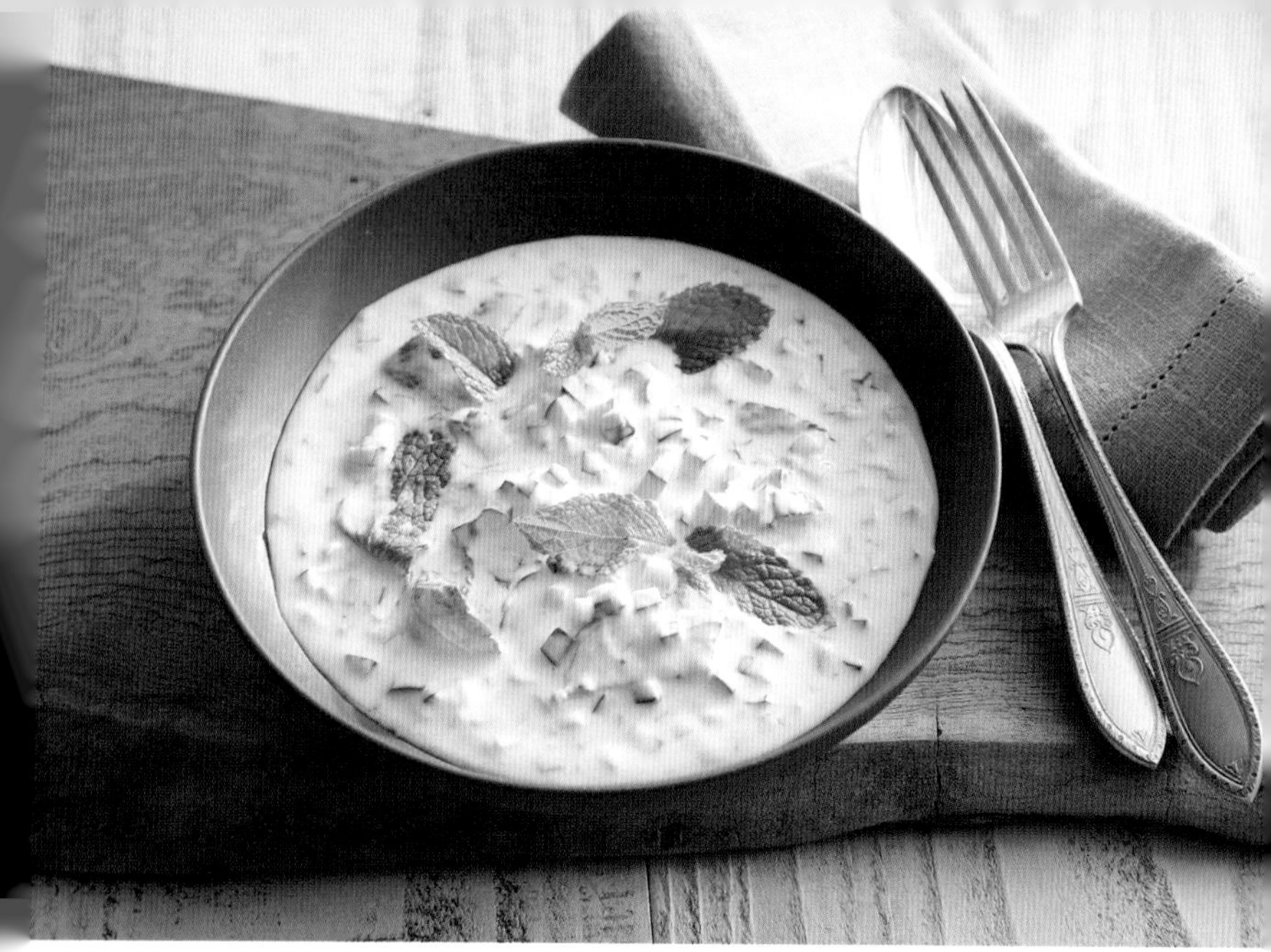

ミントヨーグルトサラダ

材料（2人分）

・ヨーグルト…120ml
・きゅうり…1本
・ミント…適量
・クミンパウダー…小さじ1/2
・塩…ひとつまみ
・レモン汁…小さじ1/2

1. きゅうりを5mm角に切る。ミントを粗く刻む。
2. ボウルにきゅうりを入れ、ヨーグルト、クミンパウダー、塩、レモン汁を入れて混ぜる。

いちごと抗酸化食材の健胃サラダ

材料（2人分）

- いちご…6〜7個
- モッツァレラチーズ（ひと口サイズ）…1袋
- レタス…少々
- ブロッコリースプラウト…少々
- ミント…少々
- ミックスナッツ…少々

【ドレッシング】
- クミンシード…ひとつまみ
- 塩…ひとつまみ
- レモン汁…小さじ1
- オリーブオイル…大さじ1

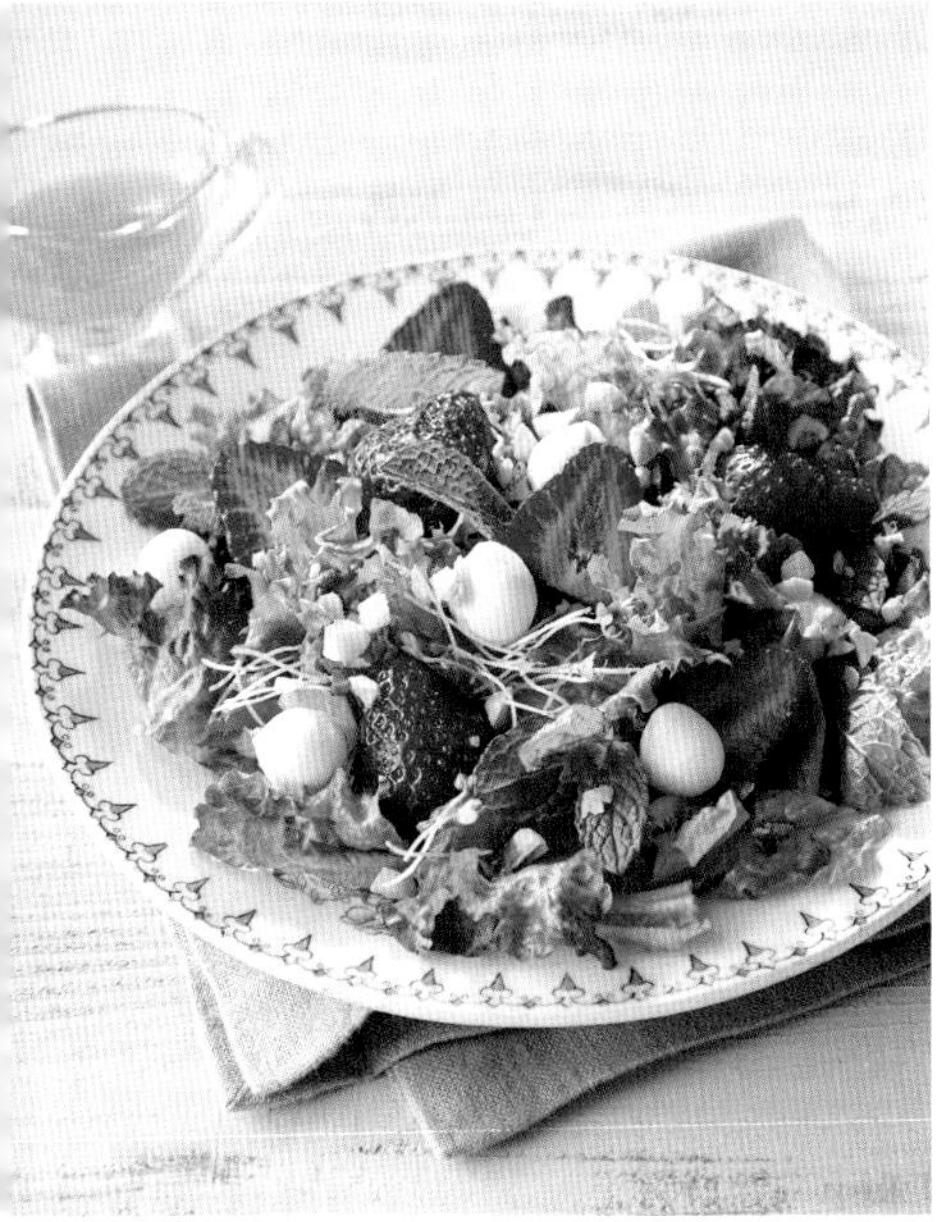

1. いちご、レタスを食べやすい大きさに切る。ミックスナッツは粗く刻む。
2. ドレッシングの材料をすべて混ぜる。
3. 器にいちごとレタス、モッツァレラチーズ、ブロッコリースプラウト、ミントを盛り付けるる。**2**のドレッシングをかける。

世界一の長寿地域に習う調理法

中国上海で2年ほど診療していたときに、隣の香港はなぜ世界一の長寿地域なのかを聞くと、広東省は世界一食材が豊富と言われている土地で、その豊富な食材からお粥やスープをつくる食文化があるからだと教えてもらいました。

２０２１年の調査では、香港の平均寿命は男性83・2歳、女性87・9歳で、日本を凌いで世界一の長寿を保っています。

香港の人は飲食店や屋台で朝食を摂ることが一般的です。日本では病気のときに食べるというイメージの「お粥」を現地では毎日食べます。

香港で昔から伝わる言葉に、「以薬治病、以粥扶正」というものがあります。「病気を治すのには症状に合った薬を用いる。身体を整えるのにはお粥を食べる」という意味です。

朝の胃がまだ動いていないときには、白米よりドロドロにしたお粥のほうがピッタリです。

香港の屋台に行くと、「例湯《ライトン》（本日のスープ）」が用意されています。香港の人は、その日の気候や体調に合わせてスープを選んでいるのです。

香港では日本や欧米と比べても長時間（2〜3時間）食材を煮込むため、食材は形がないほどドロドロになります。

身体の7割は水分です。食材を煮込むことで水溶性の成分がスープに溶け出して胃腸に吸収されやすくなります。たとえば水溶性のビタミンBは茹でるとその大部分が流れ出てしまいますが、スープとして飲めば摂取できます。

さらに香港では夏場でも「常温」もしくは「白湯」が一般的です。漢方の薬草を煎じた温かいお茶の涼茶《リャンチャ》が人気で、街の至るところに涼茶スタンドがあります。

そもそも漢方薬は素材を煎じたスープを飲むというものでした。日本でも葛根湯《かっこんとう》は有名ですが、湯はスープを表しています。

医食同源が根づいた香港では、温かく消化がいいものが日常的に食されているのです。

香港式の玄米粥(白身魚入り)

材料(2人分)

- 玄米…0.5合
- 水…900㎖
- ごま油…小さじ1
- 塩…小さじ1/4
- 鯛(刺身用のサク)…100g
- 塩…小さじ1/4
- 酒…小さじ1

【薬味(お好みで)】

- ねぎ…適量
- 白すりごま…適量
- ピーナッツ…適量
- パクチー(好みで)…適量

1. 玄米をさっと洗って1時間ほど浸水させる。水を切り、塩をまぶす。この段階でひと晩ほど冷凍すると玄米に火が通りやすくなる。
2. 鍋に玄米と10倍の水を入れ、弱火でことこと2時間ほど煮る。圧力鍋がある場合には、圧力をかけてから40分煮る。
3. 鯛をうす切りにし、塩と酒で和える。
4. 玄米が柔らかくなったら火をとめ、**3**を入れて余熱で火を通す。好みの薬味を添える。

※鯛はほかの白身魚でもよい。薬味は、しょうがの千切り、ぬか漬けのみじん切りなどを加えてもおいしい。

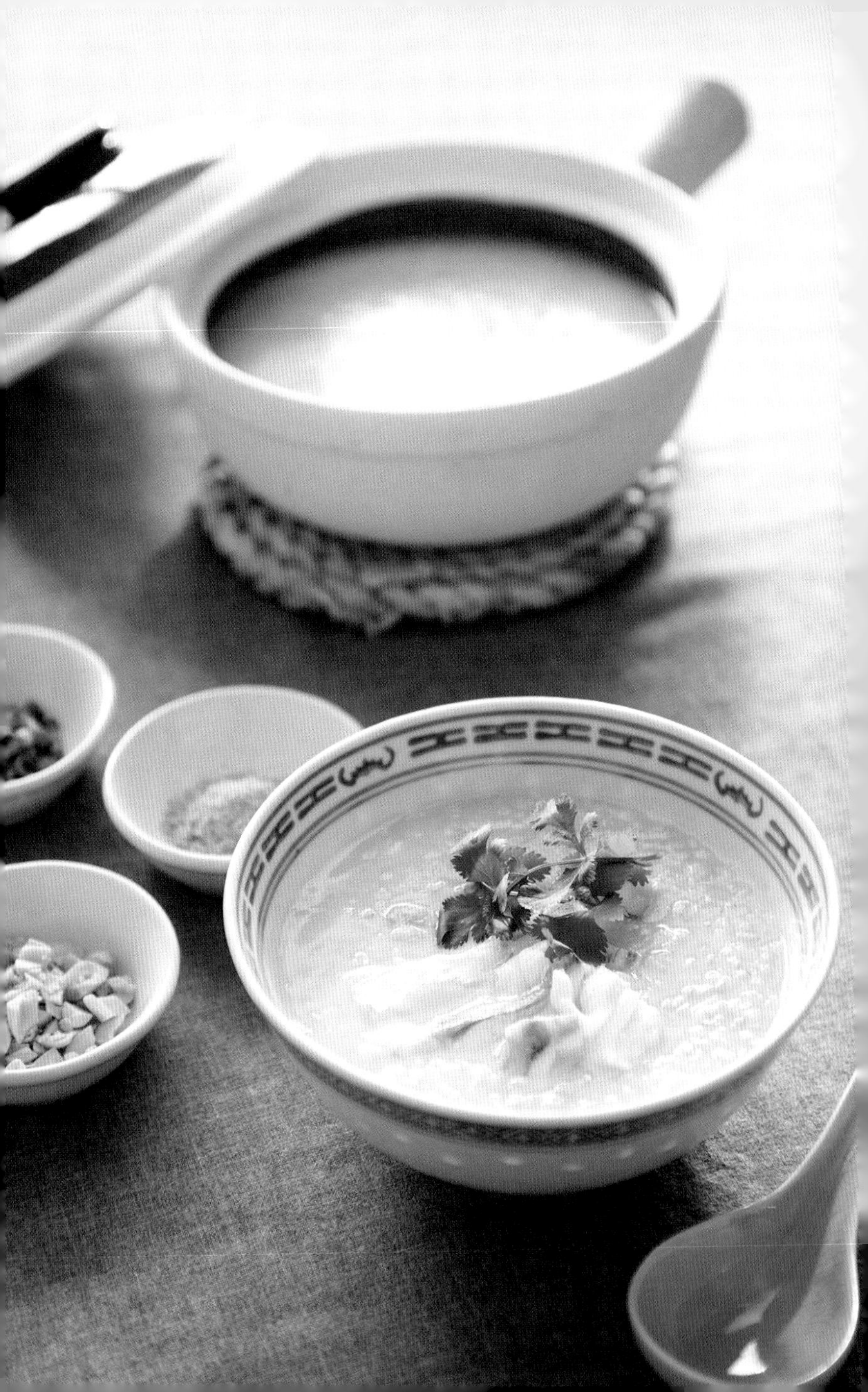

かぼちゃ粥

材料(2人分)

- かぼちゃ…1/8個
- ごはん…1/2膳分
- 塩…ひとつまみ
- 砂糖…大さじ1
- 白玉粉…50g
- 水…50㎖
- クコの実、松の実…少々

1. かぼちゃは3cm角くらいの大きさに切って鍋に入れ、かぶるくらいの水を加える。
2. 炊いたごはんも加え、完全につぶせる柔らかさになるまで15～20分煮る。
3. 柔らかくなったらミキサーにかける。塩で味をととのえる。
4. 白玉粉は同量の水と砂糖を加えて練り、直径1cmほどの大きさに丸めてゆでる。浮いてきたら冷水にとる。
5. **3**を器に盛り、**4**とクコの実、松の実を飾る。

※ごはんの代わりに米粉を使うと手軽です。かぼちゃが柔らかく煮えたら、なめらかになるまでよくつぶし、米粉100g(1/2カップの水でとく)を混ぜながら流し込む。煮立つまで全体をよく混ぜ、とろみがついたらできあがり。

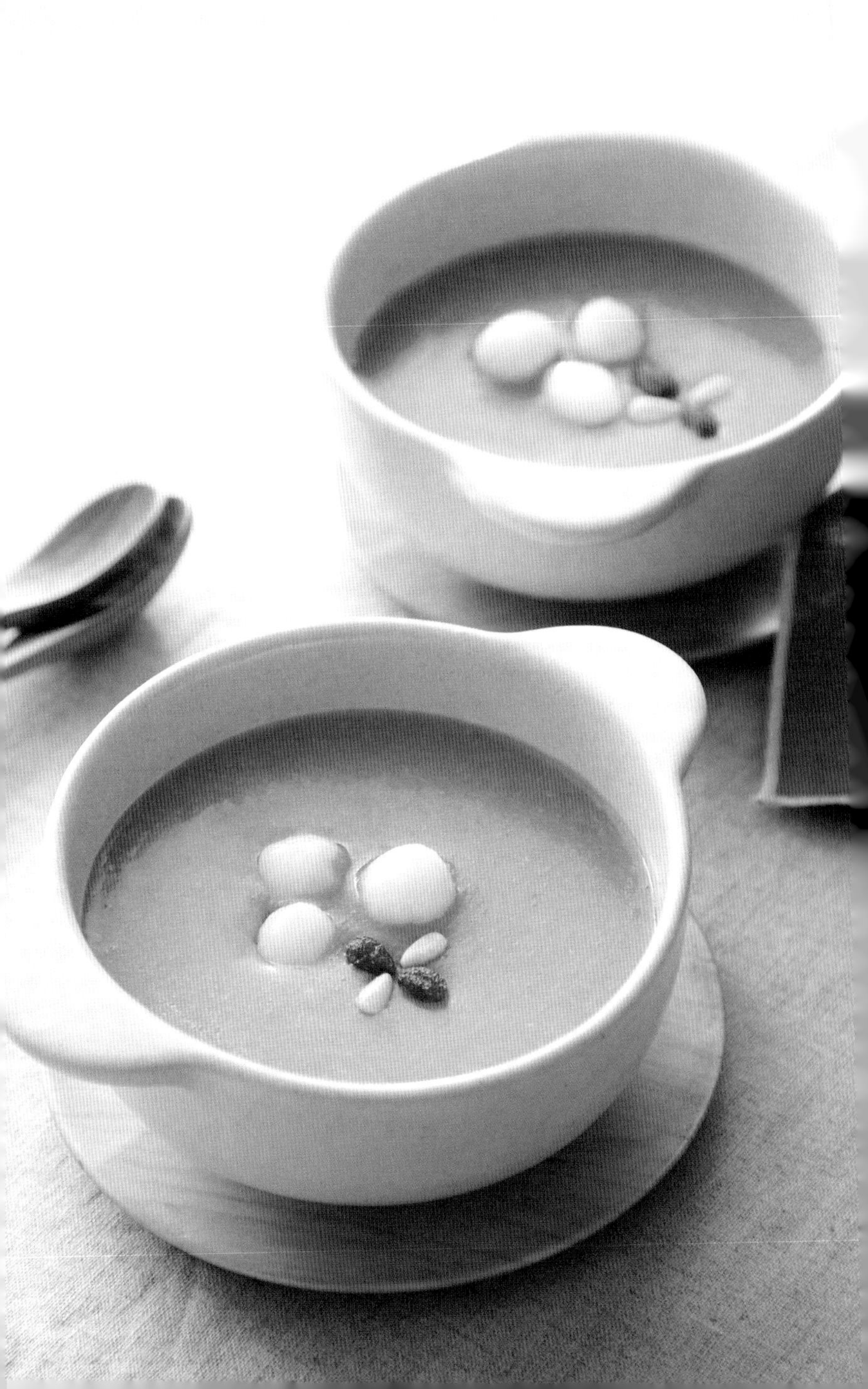

参鶏湯《サムゲタン》

材料（2人分）

・鶏手羽元…6本
・もち米…1/4カップ（約40g）
・水…2ℓ
・長ねぎ…1/2本
・しょうが…1かけ
・にんにく…4かけ
・なつめ…4個
・甘栗…8個
・塩、こしょう…適量

1. 鍋に鶏手羽元、ぶつ切りにしたねぎ、しょうがを入れて30分煮る。
2. にんにく、なつめ、甘栗、もち米を加え、さらに30分煮る。
3. 塩、こしょうを好みでかけていただく。

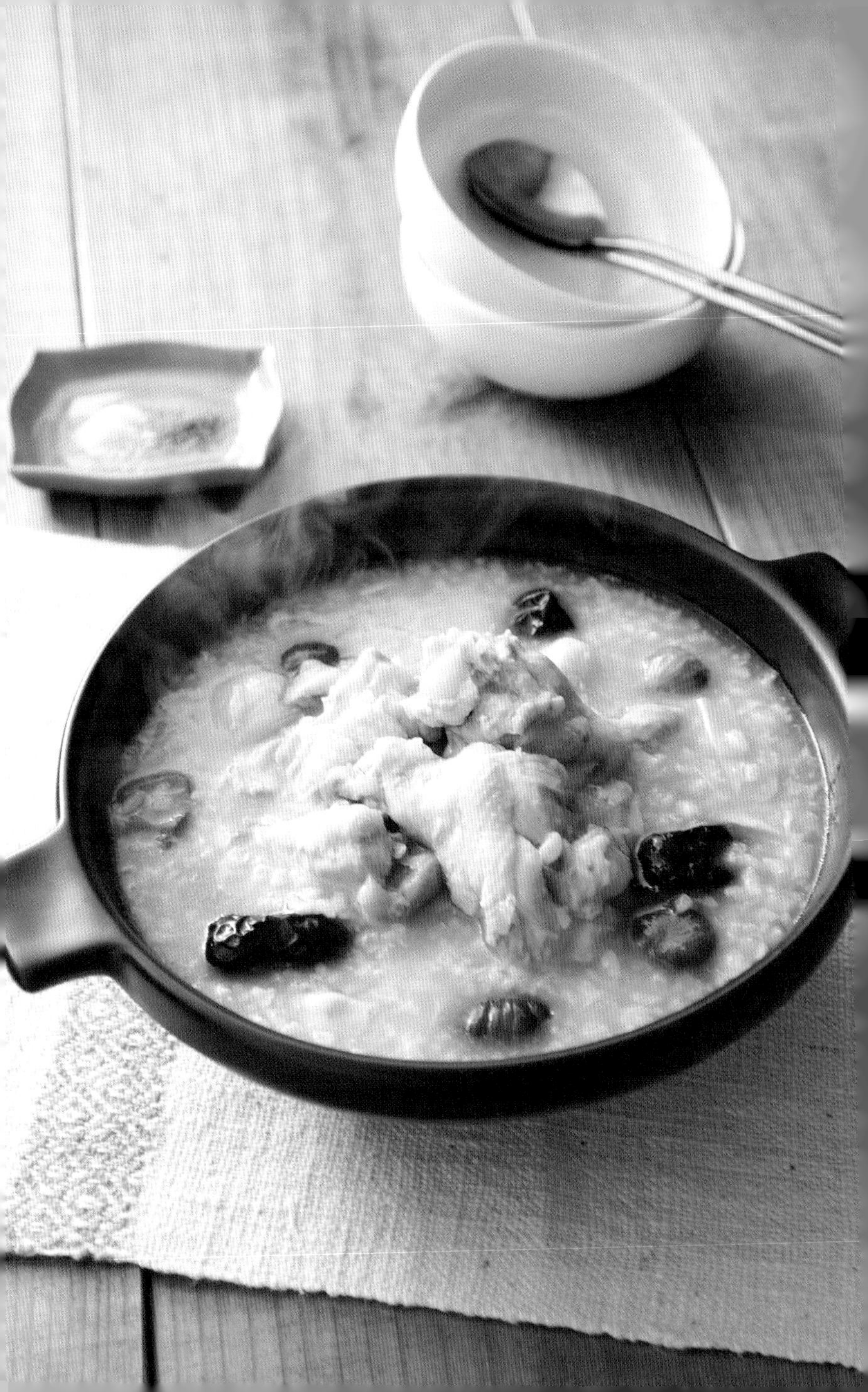

豆乳にゅうめん

材料(2人分)

・そうめん…200g
・豆乳…250ml
・だし…250ml
・うす口しょうゆ…大さじ1
・みつば…適量

【蒸し鶏】
・鶏むね肉…150g
・酒…大さじ2
・塩…小さじ1/3

1. 耐熱皿に鶏むね肉を乗せて塩をもみこむ。酒をふりかけ、ふわっとラップをかけて3分加熱する。そのまま5分ほど置いて余熱で火を通す。粗熱が取れたら食べやすく裂く。

2. そうめんを固めにゆでる。

3. 鍋にだしを温めてしょうゆで味をととのえ、豆乳を加えて煮立たないうちに火を止める。

4. 器に**2**を入れて**3**をかけ、**1**とみつばを乗せる。

※だし、うす口しょうゆの代わりにめんつゆでも可能です。

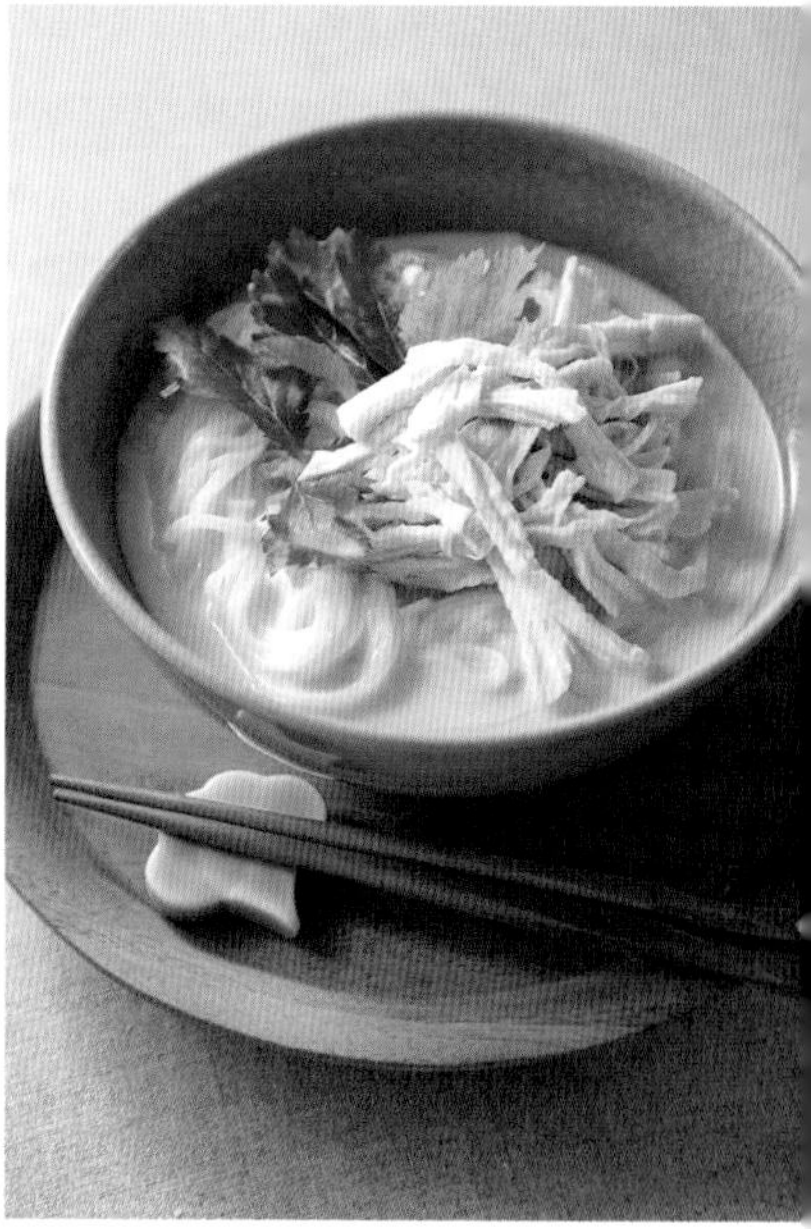

積極的に取り入れたい発酵食品

味噌や納豆など発酵しているものは消化にいいのです。単純な消化吸収システムしかもたない菌が食べやすいように発酵して分解したものが発酵食品ですから、発酵しているものが消化されやすいというのは当然です。病院食でいうと〝キザミ食〟のようなものでしょうか。ぬか漬け、塩麹などさまざまな発酵食品がありますから、好きなものを取り入れてください。

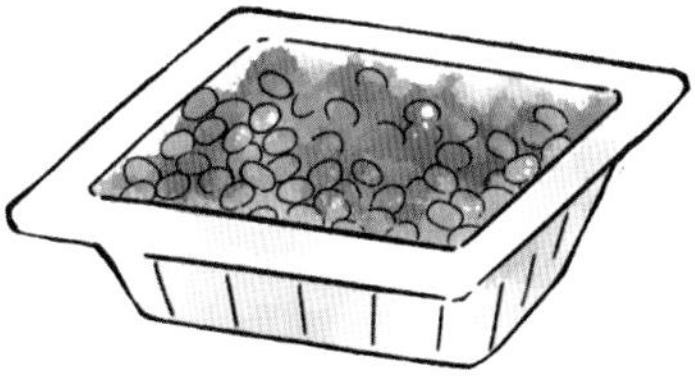

納豆キムチ鍋

材料（2人分）

- 牛赤身肉…100g
- 木綿豆腐…150g
- タマネギ…1/4個
- ズッキーニ…1/2本
- 豆もやし…1/2袋
- 春菊…1/2束
- 煮干し…5尾
- キムチ…100g
- 水…1ℓ
- 納豆…1パック
- しょうが…1かけ
- にんにく…1かけ
- A
  - 味噌…大さじ1
  - みりん…大さじ1
  - しょうゆ…小さじ1
- すりごま…大さじ1
- ごま油…　少々

1. タマネギは薄切り、ズッキーニは輪切りにする。牛肉は食べやすい大きさに切る。にんにくとしょうがはみじん切りにする。

2. 鍋にごま油を熱し、牛肉とにんにく、しょうがを炒める。

3. 煮干しと水1ℓを加え、豆もやし、タマネギ、ズッキーニ、豆腐、キムチを入れて煮る。

4. Aで味をととのえ、納豆、春菊を入れてさっと煮る。仕上げにすりごまをかける。

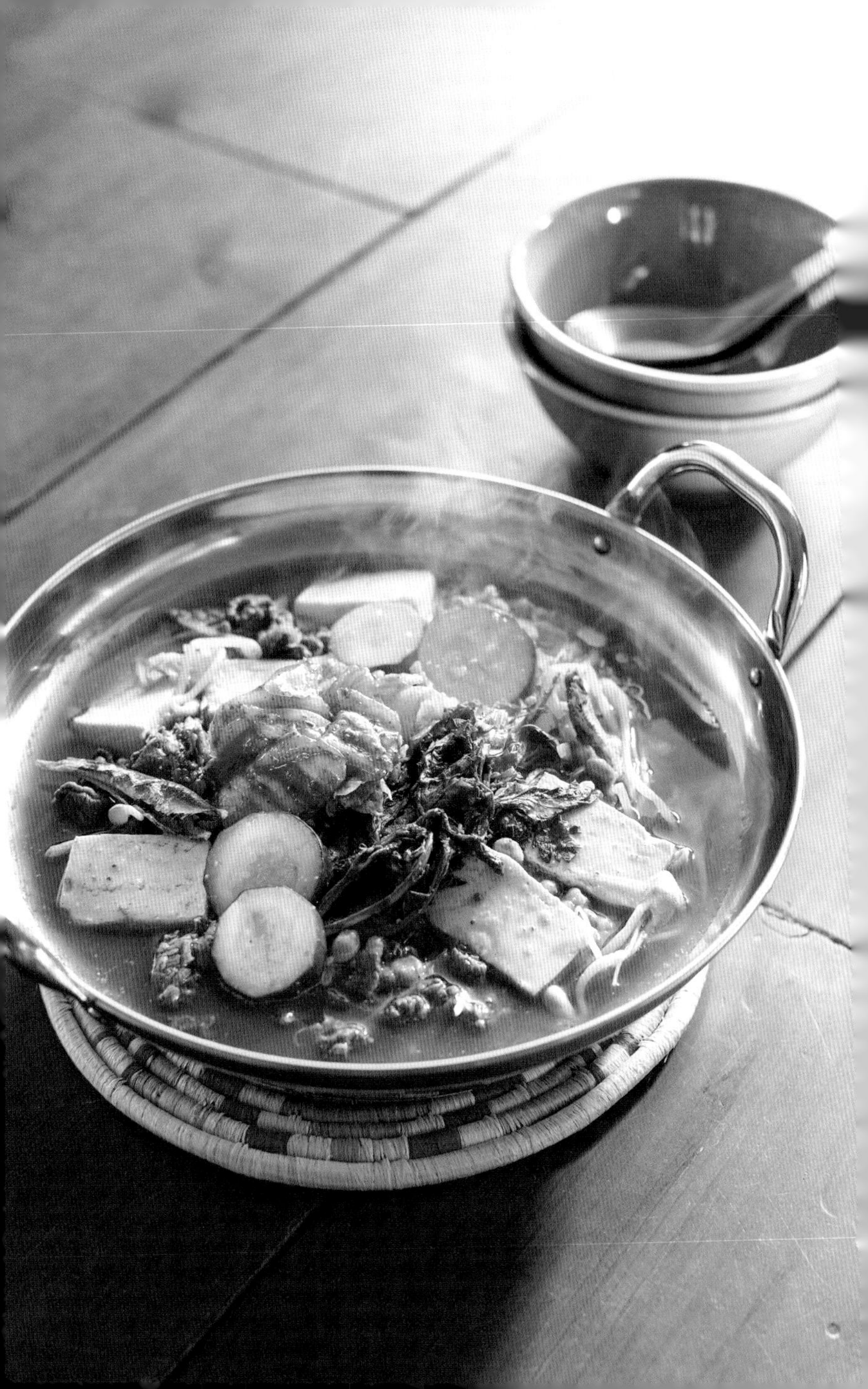

ぬか漬け入り肉団子の
ぬか床クリームシチュー

材料(2人分)

・鶏むねひき肉…200g
・きゅうりぬか漬け…1/2本
・じゃがいも…1個
・タマネギ…1/2個
・にんじん(ぬか漬けだとよりよい)…1/2本
・酒…大さじ2
・牛乳…300ml
・ぬか床…大さじ1〜2

1. じゃがいもとにんじんは食べやすい大きさに、タマネギは1cm幅のくし形切りにする。

2. ひき肉に粗みじん切りにしたきゅうりぬか漬けを混ぜる。

3. 鍋に水300mlと酒を煮立て、**2**をスプーンでまとめて落としていく。

4. **1**を加え、全体が柔らかくなるまで15〜20分煮る。

5. 牛乳とぬか床を加え、全体にとろみがつくまで5分ほど煮る。

※ぬか床をそのまま食べるのは意外かもしれませんが、発酵が進んだぬか床は乳酸菌が豊富でうまみもたっぷり。シチューに少し加えることで味に深みとコクが出て意外なおいしさが楽しめます。カレーなどでも試してみてください。ぬか漬けの塩分で肉団子は味付けいらず。きゅうり以外の野菜のぬか漬けでもお試しください。

※クリームシチューの素を使った普通のクリームシチューにぬか床を加えてもOK。その場合、ぬか床の塩分が加わるのでシチューの素は少なめに入れるとよいでしょう。

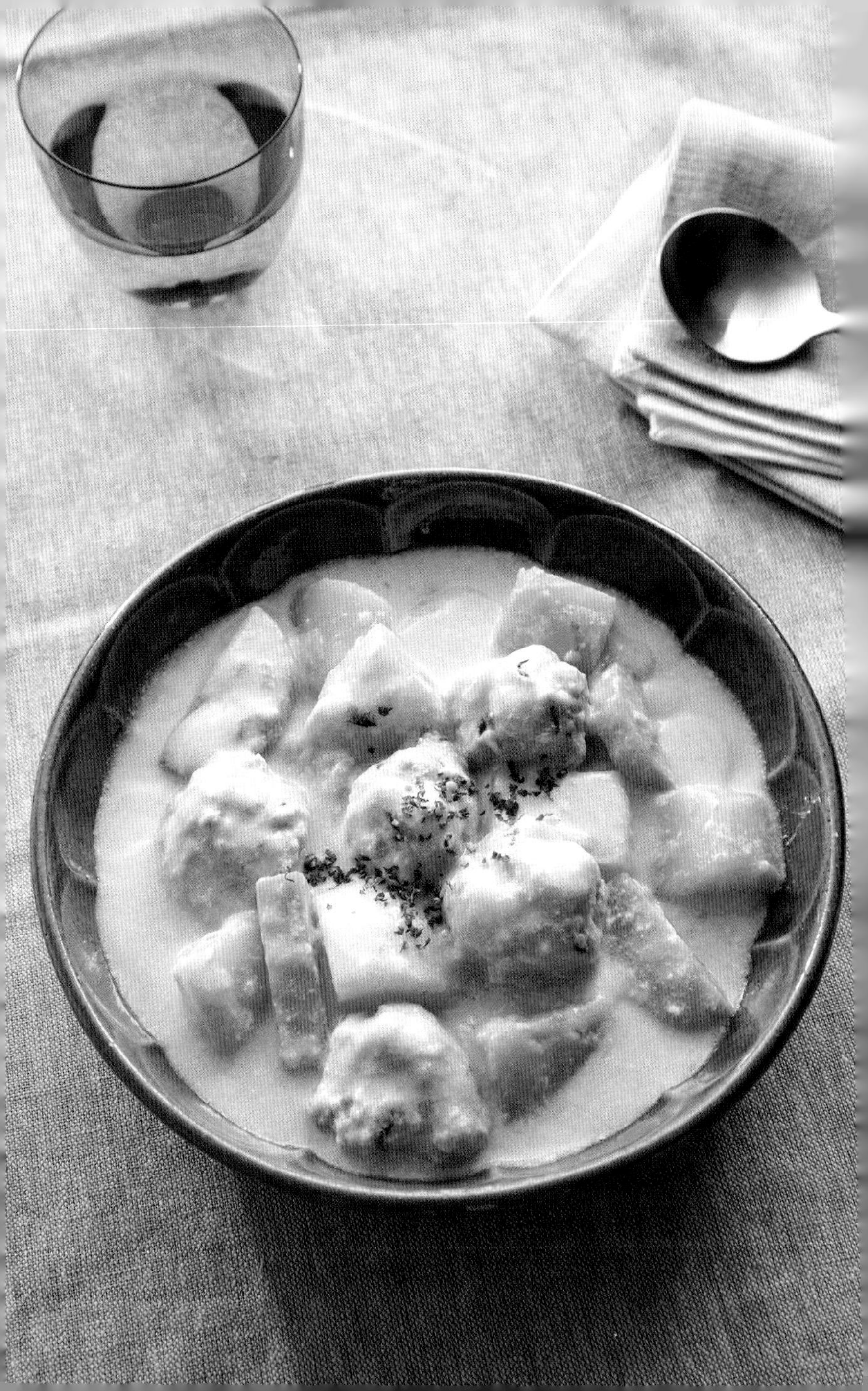

レタスと白身魚の塩糀鍋

材料（2人分）

・レタス…1/2玉
・白身魚（鯛、金目鯛、さわら、赤魚など）…2〜3切れ
・塩糀…大さじ2〜3
・酒…大さじ2
・水…800㎖

1. レタスを食べやすい大きさにちぎる。魚を大きめのひと口大に切る。

2. 鍋に水800mlを入れて煮立て、塩糀と酒を入れる。

3. 魚を入れ、色が変わったらレタスを入れてさっと火を通す。

※先生おすすめ食材のレタスをたっぷりと。消化がよい白身魚と合わせます。発酵調味料として人気の塩糀を使ってシンプルな味付けで素材のおいしさが楽しめます。

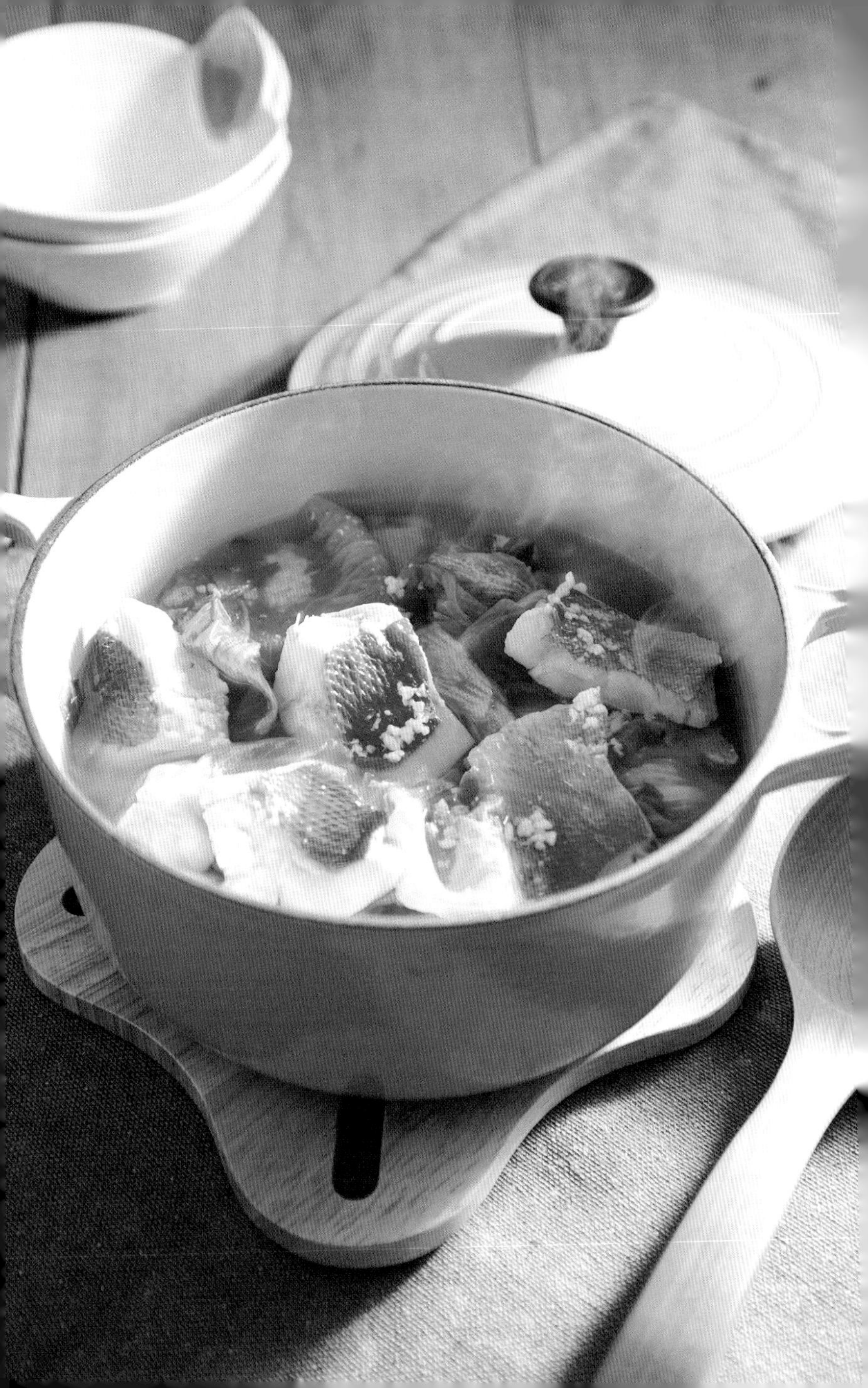

タンパク質は脂身に注意

アジ、いわし、サバ、ブリなどの魚、豚バラ肉、豚ロース肉、牛カルビ肉、牛ひき肉などの肉は脂が多く消化に悪いこともあり、食べるのを禁止というわけではありませんが、牛、豚の脂身の多いものは回数は少なくしたほうがよいでしょう。

タンパク源としては白身魚（カレイ、タラ、鯛、サワラ）、サケ、鶏むね肉をうまく活用していきましょう。

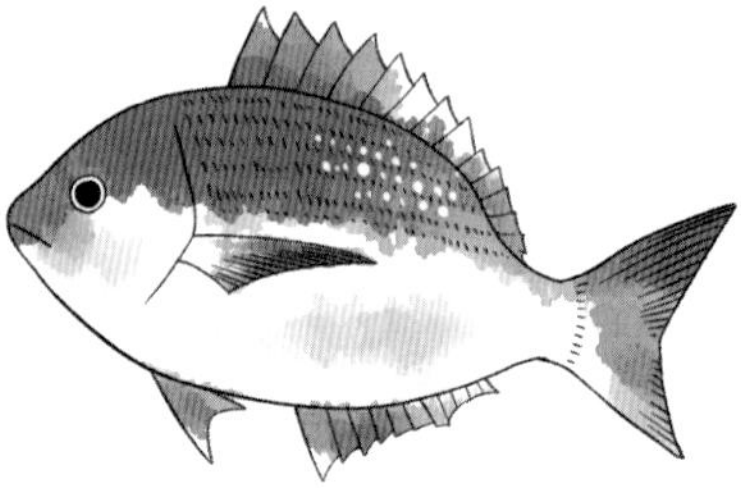

第6章

生涯健康な胃を保つための処方箋

チャクラ、中脘のツボ刺激で胃を元気に

胃は古代インドからのアーユルヴェーダでは、チャクラと呼ばれる部位のなかで第三チャクラにあたります。第一のチャクラは脳、第二のチャクラは甲状腺のあたりに位置し、第三のチャクラは胃と十二指腸の間に位置します。それが西洋医学の解剖学における太陽神経叢とほぼ一致するというのは偶然ではないと考えています。

第三のチャクラは、胃の調子をよくするだけでなく、自我、自分自身をコントロールする場所と考えられて、アーユルヴェーダの施術では、チャクラの部位を温めたり、オイルを垂らして刺激します。古代インドの知恵でも胃と心は関連していて、太陽神経叢をケアすることで自我がしっかりとする、メ

胃に効くツボ押し

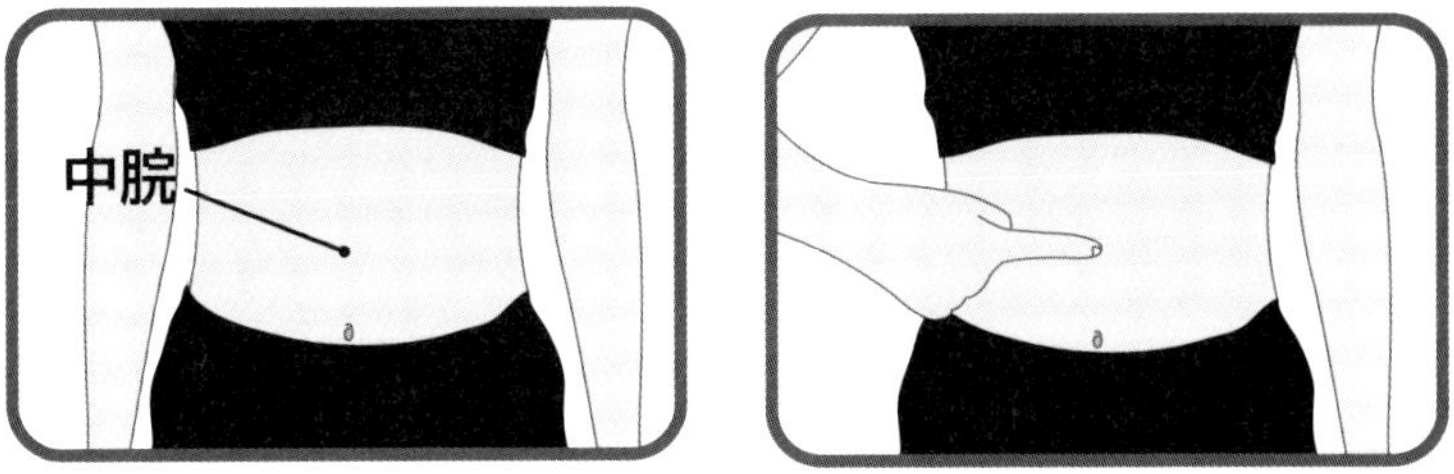

みぞおちとへその中間を指でゆっくりじわーっと押し込むように刺激する

ンタルが安定すると考えられているのです。

また、中国伝統医療においては〝中脘《ちゅうかん》〟という身体をコントロールする重要なツボと太陽神経叢、チャクラがまさに一致すると言われています。

胃の調子が悪かったり、ストレスがかかると、中脘にこりがあったり、痛みを感じたりします。わたしも胃もたれがしたときは、中指で押さえています。強く押しすぎず、人差し指、中指、薬指でじわーっとゆっくり押し込むようにするのがポイントです。

胃がんのリスクを上げる生活習慣

イギリスの権威ある医学誌「British Medical Journal」（２０１４年）に載ったレビューでは、ピロリ菌の除菌成功で胃がんリスクは34％減少しています。中国のピロリ胃炎患者２０００人以上に対するランダム化試験では55歳以上になると、ピロリ菌除菌治療により胃がん罹患率だけではなく、胃がん死亡率も有意に減少しています。ピロリ菌を駆除することで胃がん予防効果が示されたわけです。

ポイントは、除菌治療で胃がんリスクは決してゼロにはならないことです。わたしの知り合いのドクターもピロリ菌除菌成功後、2年ほどして胃がんが見つかりました。幸い早期発見だったので粘膜剥離の手術をして完治しました。除菌成功後も油断せずに定期的に内視鏡検査をおこなっていたことが功を奏しました。

除菌に成功しても、それまで長年ピロリ菌に感染していたダメージの影響で細胞が故障して暴走することがあります。除菌成功後も、油断せず定期的な内視鏡検査（1〜2年ごと）と胃がんリスクを高めそうな生活習慣を控える努力は必要です。

喫煙は胃粘膜の血液量を落として、粘膜の分泌量を低下させます。喫煙者は非喫煙者と比べて2倍胃がんになりやすいのです。胃がんの約6割を占める分化型胃がんではタバコを吸う本数が増えるほど胃がんの発症率も上がります。

週に1合以上お酒を飲むと、噴門部《ふんもん》（胃の上部）の胃がんが、週に1合未満の人と比べて3倍発生しやすくなります。

国立がん研究センターは、塩分濃度の高い食品（たらこ、塩辛、いくらなど）を毎日食べると胃がんリスクが約2〜3倍高くなると報告しています。

私たちの研究グループでは、国内で最初にトランスクリプトーム解析装置（DNAチップ／マイクロアレイ装置）を臨床医学へ応用しました。それまで1〜2週間かけて10個程度しか計測できなかった遺伝子解析が、わずか一日で飛躍的に数万単位の解析が可能となり、まさに革命が起こりました。これはPCR検査で使われているポリメラーゼ連鎖反応（Polymerase Chain Reaction）によってDNAを複製し、検出できる量まで増やして、半導体集積回路を応用したチップ基盤で遺伝子反応させて一斉に検出する技術です。

現代医学は工学との連携でどんどん進化しています。今後さらにお酒、タバコを含むさらなる胃がん危険因子の研究が〝遺伝子レベル〟で、まさに１１７ページで述べた２０２３年の研究報告のようにどんどん明らかになってくるでしょう。

タバコや過剰な飲酒、塩分過剰を控えて、ビタミンやミネラル、抗酸化物質を多く含む緑黄色野菜を摂ることを心がけて〝胃にやさしい〟生活を心がけましょう。

胃を鍛えるのには運動が重要

運動が脳と胃にいいだろうというエビデンスが集まってきています。
ＨＩＩＴは、脳のＢＤＮＦ（脳由来神経栄養因子）を増やして神経細胞を活性化させるので、うつ症状や認知機能の改善が期待されています。
ＨＩＩＴとは高強度（High Intensity）の運動と短い休憩（Interval）で繰り返すトレーニング（Training）のことです。さまざまな運動パターンがありますが、高齢者には7～8割の負荷をかける運動を20秒おこない、10秒休む。これを3回繰り返す運動を週に2～3回勧めています。

これまで海馬や前頭前野の神経細胞は成人後には増えないと言われていましたが、ＢＤＮＦが分泌されると神経細胞が増えることがわかってきました。このＢＤＮＦは遺伝的な体質で働き方に違いが出ることが明らかになってきました。ちなみにわたしは分泌されるのですが、加齢により働きが鈍る体質であることが遺伝子タイプで明らかになりました。

欧米の研究では、ＨＩＩＴによりＢＤＮＦが分泌されるために脳が活性化し、幸福度が上がるという研究結果も出ています。国内の研究でもうつ症状をもっているとＢＤＮＦが低下しており、運動により海馬のＢＤＮＦが増えることでうつ症状が軽減したり、認知症の予防になると期待されています。

ですので、遺伝子タイプにおけるオーダーメイド医療の観点から、歳をとるとＢＤＮＦが鈍りやすいので、それを防ぐためにわたしは早いうちからＨＩＩＴなどの運動を始めました（笑）。

グレリン分泌には空腹（胃を休める）が重要です。ＨＩＩＴにより一旦グレリン分泌は低下しますが、その後空腹感が出現するころに再上昇してきます。グレリン分泌が増えると運動モチベーションが上がる報告もあります。

ＨＩＩＴは短時間の運動ですが、アフターバーン効果と呼ばれる脂肪を優先的に燃焼させる効果が最大24時間持続します。18〜35歳の男性を対象とした実験では、全力で20秒ダッシュをしてから10秒の休憩を１セットとして、８

セット計240秒おこなうと、最大心拍数90〜95％で30分ランニングするよりも運動後に高いエネルギーの消費がされることがわかりました。

さらにインシュリン感受性を高めて血糖コントロールをしやすくなったり、治りにくいとされる肝脂肪も減ったり、消失することがわかっています。

わたしは学生時代にしていた柔道の動きでゴムチューブを全力で引っ張るという運動をしています。若いころにしていた運動に近いほうが怪我はしにくいと思います。

あるいはヒンズースクワットを20回して10秒休むでもいいでしょう。運動の種類は無数にあって、ウェブ上にたくさん出てきます。寝たきりや車いすの人でもできるものもあります。自分に合った運動強度でＨＩＩＴをしてみてください。

瞑想は胃にいい

京都大学医学部附属病院の精神科では20〜50代の拒食症の女性21人に毎日5〜20分間の瞑想を1ヵ月続けてもらいました。アンケートによる自己評価とfMRIで不安に関わる脳領域の活動を計測したところ、両方で不安が低下していました。つまり瞑想により不安が軽減されていたのです。拒食症患者に特徴的なのは、体重増加に対する過剰な不安です。これが軽減されるということは、拒食症治療に瞑想が効果を発揮する可能性が示唆されました。

瞑想はたんにメンタルを安定させるだけでなく、遺伝子レベルでスイッチをオンにしたり、オフにするメカニズムの解明が進んでいます。

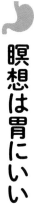

8時間のマインドフルネス練習をした被験者は、炎症を誘発する遺伝子（RIPK2やCOX2など）の発現量が減少するなどの遺伝子・分子レベルでの変化が生じ、これは炎症などストレスの多い状況からのより早い身体的回復と相関しました。

このように瞑想を含めたさまざまな行動が遺伝子レベルで変化を起こしている可能性やエビデンスが蓄積しつつあります。その走りと言えるのが食べものによる遺伝子変化です。遺伝子栄養学やニュートリゲノミクスと呼ばれており、世界的なトレンドになっています。

今では当たり前になっているこの概念をわたしは20年以上前に恩師の吉川敏一先生と一緒に世界トップクラスでいち早く立ち上げて普及に努めてきました。

わたしはもともと、栄養の研究をしていたのですが、大学の研究部長から東大の遺伝子研究室に空きがあるから勉強しに行ってきなさいと言われて、まったく畑違いの遺伝子研究の世界に飛び込みました。半年経ってもなんの研究成果も出せなかったときに、「食べものが遺伝子を変えたら面白いのではないか？」と助手の先生に相談したところ、「アメリカで優れたゲノム解析装置ができたので、それを使ったら細胞にいろんな栄養を入れて試すことができるでしょう」と言われました。

研究してみるとほんとうに遺伝子が変化しました。遺伝子は変化しないイメージがあるかもしれませんが、それはDNAの話です。DNAからスイッチが入って、機能的な遺伝子であるRNAが活性化します。これを遺伝子発現変化と呼んでいます。

実際に培養した細胞にホルモンや生理活性物質を加えると、ものの数分で大きく動きます。活性酸素を出す遺伝子も、数分でDNAからRNAができて、タンパク質酵素ができて、その酵素が反応して活性酸素ができます。

近年では、新型コロナウイルス感染症のワクチンでもタンパク質をコードするＲＮＡのｍＲＮＡ（メッセンジャー遺伝子）を脂質で包んで細胞に入れることで抗体をつくる技術が使われました。

瞑想でホルモンや生理活性物質が分泌されると考えれば、ＲＮＡが変化することも容易に予想されます。

遺伝子研究の分野は多岐にわたって注目されていて、瞑想のほか、音楽、笑いといった刺激で遺伝子のスイッチが入ることが明らかになってきています。

遺伝子は刺激により鍛えることができるのです。

音楽や笑いが遺伝子レベルで変化を起こす

音楽は遺伝子レベルで変化を起こすと述べました。川のせせらぎや波の音を聴いて心が癒されたことはありませんか？　これは規則的なリズムのなかに含まれる不規則性なリズム〝ゆらぎ〟によるものです。

ゆらぎはｆ（frequency：周波数）で表されます。予想できない旋律のロック音楽などは1／f^0です。聴いていて疲れてしまいます。1／f^2はメトロノームの音など非常に規則的で、単調で変化がない分、ずっと聴いていると眠くなってきます。

$1/f^1$はその中間で、先に述べた川のせせらぎや波の音、クラシック音楽が当てはまります。規則的ななかに若干の変化がある分、聴いていて安心感がありながら、適度な緊張感を味わうことができ、それが心の癒しにつながっていきます。

実際に脳波も変化します。$1/f^1$のゆらぎがある音を聴くことでリラックスしたときに現れるα波が多くなる傾向があります。

○脳波の種類

δ《デルタ》波　～4Hz　熟睡した深い眠り
θ《シータ》波　4～7Hz　浅い眠り、うたた寝
α《アルファ》波　8～13Hz　心身共に安らいでいる状態
β《ベータ》波　14～30Hz　日常生活における通常の脳波

γ《ガンマ》波　31 Hz～　興奮や激怒しているときの脳波

分子レベルのメカニズムまでは不明のままですが、音楽がヒトの脳の構造や機能を変えることはわかっています。

ヘルシンキ大学の48人にモーツァルトの『ヴァイオリン協奏曲第3番ト長調K・216』を20分ほど聴いてもらった実験では、大きく45個の遺伝子が変化しました。その中には脳の神経細胞をつなぐシナプスの神経伝達スピードと脳内の神経に刺激を与えるドーパミンの分泌をコントロールする遺伝子もあり、活性化していました。

胃カメラ検査をしてもなんの異常もないものの、胃が弱い人（機能性胃腸症）が音楽療法で改善した例もあります。

週1回、30分の音楽療法を7回実施して過敏性腸症候群の男性の排便回数が半減したり、拒食症10例に対して9例で改善がみられました。

音楽はリラックスできるものであればなんでもいいと思います。音楽療法でよく使われる曲としてモーツァルトやヘンデルは有名です。しかし、クラシック音楽による遺伝子の発現は、音楽的な素養が深い被験者にのみ見られるという研究報告もあります。人によって心地よさは変わります。好きな曲を聴いてもらえればと思いますが、激しすぎる曲は合わないかもしれません。

また、笑いによってＮＫ細胞が活性化するということはよく知られています。笑いは、ストレスホルモン（コルチゾールとカテコールアミン）を低下させ、免疫活性（ＮＫ細胞細胞毒性、Ｂ細胞、活性化Ｔ細胞、免疫グロブリン、ＣＤ４／ＣＤ８比）を高めます。さらにコレステロールと血圧を下げる効果もあります。

笑いすぎてお腹が空いてきた経験はありますか？　笑うことでもグレリンが分泌されて食欲が増進されます。

悲しい映像を見たあとと、ユーモラスな映像を見たあとの反応を比較した研究では、ユーモラスな喜劇役者のパフォーマンスで食欲ホルモンレプチンが減少し、グレリンが増加したことがわかりました。


胃が弱いという人もぜひ笑いある日々を心がけてみてください。遺伝子研究では笑い遺伝子があると言われています。実際に染色体や遺伝子異常で急に笑い出してしまうアンジェルマン症候群という病気があります。

そうした笑い遺伝子は社交性にも影響します。その自閉症患者のなかには、UBE3A遺伝子のコピーを過剰にもっていて、これにより脳機能が変化し社交性が抑制されることが報告されています。笑いは遺伝子レベルから大切だと証明されているのです。

最近の研究では、鳥類からげっ歯類、牛などの哺乳類でも〝laugh〟の現象が65種類の動物において確認されているようです。今後、笑いによる変化が遺伝子レベルで広く動物界でもどんどん明らかになってくるかもしれません。

おわりに

胸焼けがする。胃もたれがして仕方がありません。

こうおっしゃる患者さんに内視鏡検査をしても何も異常が見つからない。それを伝えると不思議なことに胃の不快な症状がなくなってしまうというケースがたくさんあります。

何も問題はないとわかっただけで安心して病気が癒える。やはり、胃は心と相関していることを実感します。

この本を手に取っていただいた方は胃だけではなく、心身共に健康になりたいと願っていると思います。それであれば、ぜひ一度、胃の内視鏡検査をしてみることをお勧めします。

西洋医学では部分だけを切り取りますが、東洋医学では体全体で健康を考えます。近年、統合医療的なアプローチが注目され、数千年にわたる人間の知恵を含めて、この本でも総合的に健康増進するための方法として、長年研究してきた栄養、遺伝子から考えた胃とメンタルの整え方を紹介してきました。机上の空論ではなく、わたしが今も実践している方法を含めて凝縮しています。

多岐にわたる情報をすべて一気におこなうことは難しいかもしれません。できることから少しずつ取り入れてみてください。ひとつの行動で健康になると、またさらに行動を重ねようとします。健康が健康を呼ぶいい循環に入っていけます。胃と心を元気にする。これは冒頭でお話ししたように、私たちの祖先が数億年前にファーストブレイン、セカンドブレインを活性化して元気に活動していたことを想起させる〝先祖返り〟のようなアクションで、多細胞生物の生命現象の基本であり、まさに原点であるとわたしは考えています。

いつの間にか本書で書かれていることを当たり前のように実践して胃も心も健康にハッピーに過ごしていただける一助になれば、それに勝る喜びはありません。

2023年6月

一石英一郎

参考文献

食品添加物の相乗作用による発がん物質ベンゼン生成に関する要望書
https://shufuren.net/requests/requests090

コロナ禍で重宝するハムやソーセージ、じつは危険?加工肉の「大腸がん」リスク
https://gendai.media/articles/-/86210?page=2

『人生は胃で決まる! 胃弱のトリセツ』(池谷敏郎著、毎日新聞出版、2018)

『なぜ、胃が健康だと人生はうまくいくのか』(江田証著、学研プラス、2013)

『薬を使わずに胃を強くする方法』(小林びんせい著、三笠書房、2017)

『長引く胃痛・胃もたれ・吐きけの正体[胃の機能性ディスペプシア]専門医直伝の最新最強自力克服大全』(中田浩二ほか著、文響社、2020)

『認知症研究の第一人者がおしえる脳がよろこぶスープ』(杉本八郎・松崎恵理著、アチーブメント出版、2022)

『食品機能素材〈2〉』(太田明一、シーエムシー出版、2001)

上腹部症状(みぞおちの痛みやもたれ)と 脳内セロトニントランスポーターの機能変調の関連を証明
https://www.osaka-cu.ac.jp/ja/news/2015/u055tz

最新がん統計
https://ganjoho.jp/reg_stat/statistics/stat/summary.html

SHP-2 tyrosine phosphatase as an intracellular target of Helicobacter pylori CagA protein

http://www.ncbi.nlm.nih.gov/pubmed/11743164

調査開始以降4年連続TOP3入り…胃がん罹患率が高い都道府県 3位「秋田」2位「新潟」、1位は?
https://news.allabout.co.jp/articles/o/44042/

「特集」新しい内分泌現象
https://www.jstage.jst.go.jp/article/nl2001jsce/2006/122/2006_122_122_2/_pdf/-char/ja

グレリンとその受容体、およびグレリン脂肪酸転移酵素の比較内分泌学
https://www.jstage.jst.go.jp/article/nl2008jsce/39/150/39_159/_pdf/-char/ja

グレリンの構造と機能
https://www.jbsoc.or.jp/seika/wp-content/uploads/2018/12/79-09-03.pdf

咀嚼とストレス解消のメカニズム
https://www.lotte.co.jp/kamukoto/brain/924

主機能部位と臼歯部咬合面形態の機能的意義
https://www.hotetsu.com/s/doc/irai201302_003.pdf

【あなたの夜の食べない時間は?】夜間の断食〇時間以上で「がん」減らす!がん予防・再発防止の観点からみたベストの夜間絶食時間を解説
https://m.youtube.com/watch?v=qp_VpHBGi6w

内科的アンチエイジング
https://www.jstage.jst.go.jp/article/jmj/59/4/59_307/_pdf

腹八分目で医者いらず、腹六分目で老いを忘れる、腹四分目で神に近づく
https://new-vision.jp/?p=2341

食事の過度なカロリー制限がアルツハイマー病を加速する可能性
https://tokuteikenshin-hokensidou.jp/news/2015/004402.php

ノーベル賞技術から生まれた日本初のウロリチンサプリがリニューアル
https://prtimes.jp/main/html/rd/p/000000213.000026320.html

ザクロ等に含まれるエラグ酸の生理機能性
https://kindai.repo.nii.ac.jp/?action=repository_action_common_download&item_id=19188&item_no=1&attribute_id=40&file_no=1

第2回　体内時計を動かす食事
https://www.nippn.co.jp/BrandB/eiyou/column/06.html

よく生きるとは、時計を合わせることである
https://www.moderntimes.tv/articles/20220302-01/

消化管スパイスセンサーとその機能：辛味は胃腸でも味わう
https://www.jstage.jst.go.jp/article/yakushi/138/8/138_17-00048-1/_pdf

温度感受性TRPチャネルと疾患
https://www.jstage.jst.go.jp/article/faruawpsj/51/11/51_1047/_pdf

Association Between the Cool Temperature-dependent Suppression of Colonic Peristalsis and Transient Receptor Potential Melastatin 8 Activation in Both a Randomized Clinical Trial and an Animal Model

https://pubmed.ncbi.nlm.nih.gov/36250375/

食物繊維と血糖値の関係は? 血糖値を上げない食べ方についても解説!
https://www.mcsg.co.jp/kentatsu/health-care/12783

学ぼう!洋食のマナー④　イタリアンとフレンチの違い VOL.2
https://www.shoku-do.jp/column/co_0144_manner04/

めくるめく「レタスの世界」へようこそ
https://oishii.iijan.or.jp/products/post-285

インドにインドカレーはない? 衝撃のこぼれ話【印度カレー入門知識】
https://www.sendaisuki.com/2019/03/13/post-1039/

玉ねぎを食べ過ぎるとどうなる? 症状や注意点、ダイエットへの活用方法をご紹介
https://gohanjp.com/posts/26759

プチ断食、半日断食、一日一食。オートファジーが働く断食ダイエットのやり方と効果
https://www.fujingaho.jp/lifestyle/beauty-health/a35039273/niina-ishihara-fasting-diet/

[医学論文]マグネシウムイオンが血液脳関門の健常性向上に効果!
https://ameblo.jp/heme-goodsleep/entry-12497964841.html

血液脳関門とは? 脳の血管を健康に保って認知機能低下を予防しよう!
https://ninchishoyobo.com/column/3434/

メチル水銀によるセレンメタボリズム撹乱を介した抗酸化システム脆弱化機構
https://www.jstage.jst.go.jp/article/toxpt/48.1/0/48.1_P-3S/_article/-char/ja/

脳の栄養不足は大丈夫?
https://www.arakawa-yasuaki.com/course/brain-nutrient.html

ファイトケミカルとは
https://www.tyojyu.or.jp/net/kenkou-tyoju/eiyouso/phytochemical.html

Multiancestry genomic and transcriptomic analysis of gastric cancer

https://www.nature.com/articles/s41588-023-01333-x

添加物「加工デンプン」は避けるべき?
https://shoku.hapiku.com/room/age3/309/

加工デンプン|避けた方がよい添加物
https://news.whitefood.co.jp/news/tenkabutsu/8537/

長寿世界一は香港! 不調を食べ物で整える「医食同源」の教え
https://kaigo-postseven.com/6252

課文241「朝ごはんをきちんと食べる」
https://www.hkpost.com.hk/20180321_7901/

「世界一長寿の香港」秘訣はスープにあり
https://president.jp/articles/-/24359

【ブレインフード決定版】脳にいい14の食材|記憶力、集中力を高めて気分もアップ
https://www.fujingaho.jp/lifestyle/beauty-health/a36090126/brain-food/

3番チャクラと感情コントロール
https://ilchibrainyoga-takarazuka.com/blog/3%E7%95%AA%E3%83%81%E3%83%A3%E3%82%AF%E3%83%A9%E3%81%A8%E6%84%9F%E6%83%85%E3%82%B3%E3%83%B3%E3%83%88%E3%83%AD%E3%83%BC%E3%83%AB/

第3チャクラは感情のコントロールを司り自己のパワーと意志の源となる
https://teddyangel.com/111

「食欲不振」胃が弱い日本人が知るべき1つのツボ
https://toyokeizai.net/articles/-/642047

ピロリ菌除菌は無意味?
https://yobolife.jp/column/63/

たばこ・お酒と胃がんの関連について
https://epi.ncc.go.jp/jphc/outcome/256.html

胃がんを防げ!「こっそり減塩作戦」も…塩分取り過ぎ対策企業続々【新潟発】
https://www.fnn.jp/articles/-/8434?display=full

塩分取り過ぎに注意　胃がんリスク拡大
https://medical.jiji.com/topics/900

野菜が男性の下部胃がんのリスクを低下　日本人19万人を調査
https://tokuteikenshin-hokensidou.jp/news/2014/004025.php

E Ichiishi, T Yoshikawa. The Combination of Screening SNPs and Biomarkers in order to pursue the Gene-Environment Interaction. Lab-chips and Microarrays Japan 2000, Invited speaker 2000.5.8, Tokyo, Japan

HIITのすごい効果!
https://blue-zone-life.com/hiit%E3%81%AE%E3%81%99%E3%81%94%E3%81%84%E5%8A%B9%E6%9E%9C%EF%BC%81/

高齢者におけるうつ症状と認知機能 BDNFと脳萎縮との関係
https://researchmap.jp/tada85/misc/24934977

Neural correlates of a mindfulness-based intervention in anorexia nervosa

https://www.cambridge.org/core/journals/bjpsych-open/article/neural-correlates-of-a-mindfulnessbased-intervention-in-anorexia-nervosa/F41145D101D7C08BC37B4CCB391EDEF9

遺伝子栄養学のすすめ
https://www.jstage.jst.go.jp/article/jsir1981/19/4/19_4_177/_article/-char/ja/

DNAチップによるシグナル伝達経路の特定からみた食品機能解明の可能性
一石英一郎*, 吉川敏一
栄養-評価と治療 20 (2) 153-157, 2003.

“笑い”で病気を治せるか
https://www.nhk.or.jp/gendai/articles/2139/

奇形症候群分野|Angelman症候群(AS:アンジェルマン症候群)(平成23年度)
https://www.nanbyou.or.jp/entry/2221

神経科学:非社会的遺伝子
https://www.natureasia.com/ja-jp/nature/highlights/84300

Study reveals gene expression changes with meditation

https://web.archive.org/web/20161111035857/http://news.wisc.edu/study-reveals-gene-expression-changes-with-meditation/

瞑想で遺伝子のスイッチをオフにできる。
https://cancer-survivor.jp/2016/06/3219.html

【衝撃事実】モーツァルト『ヴァイオリン協奏曲第3番』を聴くと遺伝子のスイッチが入ることが判明！ 脳覚醒!!
https://buzz-plus.com/article/2015/03/16/mozart/amp

音楽を聴くことで遺伝子がどのように変化するか
https://www.chemwatch.net/ja/blog/how-listening-to-music-can-alter-your-genes/

352・心理学における音楽療法ー1
http://pianomed-mr.jp/index.php?352%E3%83%BB%E5%BF%83%E7%90%86%E5%AD%A6%E3%81%AB%E3%81%8A%E3%81%91%E3%82%8B%E9%9F%B3%E6%A5%BD%E7%99%82%E6%B3%95%EF%BC%8D%EF%BC%91

日本補完代替医療学会誌　第5巻 第1号　2008年2月：27−36
https://www.jstage.jst.go.jp/article/jcam/5/1/5_1_27/_pdf

音楽療法を知る−音楽を心身医療の現場へ−
https://www.jstage.jst.go.jp/article/jjpm/52/12/52_KJ00008328777/_pdf

Humor-associated laughter affects appetite hormones - Lee Berkほか - 2010 - The FASEB Journal - Wiley Online Library

From apes to birds, there are 65 animal species that “laugh”

https://arstechnica.com/science/2021/05/from-apes-to-birds-there-are-65-animal-species-that-laugh/

一石英一郎
（いちいし・えいいちろう）

1965年生まれ。兵庫県出身。医学博士。内視鏡指導医。過去2万人の日本人の胃を診てきた。国際医療福祉大学病院内科学教授。京都府立医科大学卒業、同大学大学院医学研究内科学専攻修了。DNAチップ技術を世界でほぼ初めて臨床医学に応用し、論文を発表。人工透析患者の血液の遺伝子レベルでの評価法を開発し、国際特許を取得。長年にわたり、遺伝子の研究をおこない、ノーベル賞候補として民間予想サイトに名前が挙がったこともある。日本内科学会、日本消化器内視鏡学会の指導医として医療現場の最前線を牽引するいっぽう、統合医療研究や医工学研究、最新遺伝学にも造詣が深い。

アチーブメント出版
Twitter　@achibook
Facebook　https://www.facebook.com/achibook
Instagram　achievementpublishing

より良い本づくりのために、
ご意見・ご感想を募集しています。
お声を寄せてくださった方には、
抽選で図書カードをプレゼント!

「胃」を整えると自然と「不安」が消えていく

日本中で引っぱりだこの内科の名医が教える ストレス知らずの疲れない身体のつくり方

2023年（令和5年）7月23日 第1刷発行

著　者　一石英一郎
発行者　塚本晴久
発行所　アチーブメント出版株式会社
〒141-0031 東京都品川区西五反田2-19-2 荒久ビル4F
TEL 03-5719-5503／FAX 03-5719-5513
https://www.achibook.co.jp

料理制作	田内しょうこ
料理アシスタント	堀口菜緒子
撮影	海老原隆（Tea-up photographic）
スタイリング	川村香織（Tea-up photographic）
装丁	渡邊民人（TYPEFACE）
本文デザイン・DTP	田中俊輔（PAGES）
校正	株式会社ぷれす
編集協力	est Inc.
印刷・製本	株式会社光邦

著者エージェント　アップルシード・エージェンシー
ISBN 978-4-86643-135-2